RECHERCHES

SUR

L'ÉTIOLOGIE ET LA PATHOGÉNIE

DES

GANGRÈNES CHEZ LES DIABÉTIQUES

PAR

Joseph GIROU

Docteur en médecine de la Faculté de Paris,
Ancien interne en médecine et en chirurgie des hôpitaux et hospices de Paris,
et de l'hôpital Saint-Louis,
Lauréat de l'École de médecine de Toulouse,
Membre correspondant de la Société anatomique.

PARIS
ALEXANDRE COCCOZ, LIBRAIRE-ÉDITEUR
11, RUE DE L'ANCIENNE-COMÉDIE, 11

1881

RECHERCHES

SUR

L'ÉTIOLOGIE ET LA PATHOGÉNIE

DES

GANGRÈNES CHEZ LES DIABÉTIQUES

PAR

Joseph GIROU

Docteur en médecine de la Faculté de Paris,
Ancien interne en médecine et en chirurgie des hôpitaux et hospices de Paris,
et de l'hôpital Saint-Louis,
Lauréat de l'Ecole de médecine de Toulouse,
Membre correspondant de la Société anatomique.

PARIS

ALEXANDRE COCCOZ, LIBRAIRE-ÉDITEUR

11, RUE DE L'ANCIENNE-COMÉDIE, 11

—

1881

RECHERCHES SUR L'ÉTIOLOGIE ET LA PATHOGÉNIE

GANGRÈNES

CHEZ LES DIABÉTIQUES

INTRODUCTION.

Pendant le cours de notre internat, nous avons eu l'occasion d'observer un nombre assez considérable d'accidents gangréneux chez les diabétiques. La gravité toute particulière d'un de ces cas, et sa marche excessivement rapide nous engagèrent à faire quelques recherches sur ce sujet.

M. le professeur Verneuil, à qui nous parlâmes de l'objet de nos études, voulut bien nous aider de ses conseils, et nous communiquer quelques documents encore inédits. Nous le prions de vouloir bien agréer les remerciements que nous lui adressons ici pour le double service qu'il nous a rendu dans cette circonstance.

Notre but, en entreprenant ce travail, n'a pas été de faire une description complète des gangrènes diabétiques. Marchal (de Calvi) a exposé en détail leur histoire clinique et tous les auteurs qui s'en sont occupés après lui ont eu bien peu de traits à ajouter au tableau qu'il en a tracé; mais nous nous sommes proposés d'étudier surtout leur étiologie et leur pathogénie. Nous avons voulu tout particulièrement rechercher l'influence de l'alcoolisme sur leur développement, en suivant la voie que nous avait tracée la communication faite par M. Verneuil au congrès du Havre en 1877 (*Des blessures chez les alcoolo-diabétiques*).

Cette étude présente d'assez grandes difficultés pratiques, parce que la majorité des auteurs négligent de relater les habitudes antérieures de leurs malades, et même la quantité et la nature des boissons ingérées quotidiennement depuis le début de la maladie. D'autre part, nous ne savons pas si, le diabète étant définitivement constitué, l'économie n'offre pas une tolérance toute spéciale pour certains aliments nuisibles à l'état normal, mais dont l'état morbide nécessite l'emploi à des doses immodérées. Pour éviter, autant que possible, toute cause d'erreur, nous nous sommes surtout attachés aux observations dans lesquelles les antécédents, le genre de vie, la profession du malade permettaient d'affirmer l'alcoolisme d'une manière presque certaine.

HISTORIQUE.

Nous avons deux points à étudier isolément : l'histoire des rapports du diabète avec les accidents gangréneux et de son influence sur la marche des lésions traumatiques, est la plus importante pour nous ; nous ne consacrerons que quelques lignes à l'étude des mêmes questions chez les alcooliques.

1° DES ACCIDENTS GANGRÉNEUX CHEZ LES DIABÈTIQUES. — Nous pouvons diviser en trois grandes périodes l'histoire des travaux qui se rapportent à cette question.

Anciennement le diabète, bien connu seulement depuis les progrès de la chimie organique et biologique, n'était accusé par aucun auteur de produire les accidents que nous allons étudier. Les éruptions furonculeuses seules lui étaient attribuées dans quelques cas. Les médecins ne connaissaient que les gangrènes séniles, et ils faisaient rentrer dans ce cadre toutes celles qu'ils observaient. Cependant, à plusieurs reprises, Franck, Prout, Carmichaël, Hodgkin, Pitkairn, Bardsley, notèrent la coïncidence du diabète avec les gangrènes des membres. Mais ces faits passèrent complètement inaperçus, et furent, du reste, considérés par leurs auteurs comme des coïncidences intéressantes, ou des curiosités cliniques, plutôt que comme des exemples d'une complication encore inconnue du diabète.

Aussi quand Marchal (de Calvi), dans sa première communication à l'Académie en 1852, établit nettement l'influence du diabète sur le développement des gangrènes périphériques spontanées ou consécutives au traumatisme, personne ne pensa tout d'abord à lui contester la priorité de sa découverte. Ce travail lui avait été inspiré par l'observation d'un *restaurateur* diabétique qui mourut d'un phlegmon diffus gangréneux à la suite d'une gangrène spontanée du petit orteil gauche.

De ce travail date la seconde période dans laquelle les observations se multiplient : Dionis des Carrières, Dupuy

de Fronzac), Fauconneau-Dufresne, Favrot, Musset (de
Sainte-Terre), Leudet (de Rouen), Landouzy (de Reims),
Gondouin, apportent chacun leur contingent de faits à
cette question, et Marchal recueille de nouvelles observations personnelles. Landouzy inspire la thèse de Palle sur
quelques terminaisons et complications du diabète sucré.
Effrayé par quelques cas véritablement foudroyants, il
professe, dans ses cliniques de l'Hôtel-Dieu de Reims, que
les diabétiques sont pour le chirurgien de véritables *noli
metangere*. Fritz, dans une revue critique des *Archives
générales* (1858), passe en revue les faits connus et en publie
de nouveaux. A l'étranger, Griesinger (Studien über Dia-
betes mellitus, in Arch. für phys. Heilk., 1859) notait 22 accidents gangréneux sur 225 cas de diabète sucré.

La gangrène sénile était presque complètement oubliée,
malgré les différences cliniques très nettes de ces deux
variétés d'un même accident. Enfin, en 1864, Marchal
couronnait son œuvre en publiant son grand ouvrage sur
les accidents diabétiques.

Mais déjà une réaction commençait à se faire dans l'esprit des médecins; déjà, en 1860, M. Charcot s'était de-
mandé, dans la *Gazette hebdomadaire*, si, dans bien des
cas, comme l'avait cru Prout, le diabète n'était pas consécutif aux accidents gangréneux qu'on lui imputait. Son
travail était bientôt suivi de la publication, dans le même
journal, d'une observation de MM. Vulpian et Philippeaux qui pouvait rentrer dans le même cadre. Mais ces
faits ne paraissaient pas probants à Marchal (de Calvi);
étant données la fréquence des gangrènes consécutives au
diabète et la facilité avec laquelle celui-ci peut passer
inaperçu pendant de longues périodes, il aurait fallu lui
montrer les analyses d'urine antérieures à l'accident, et

montrant l'absence absolue de glycosurie. Du reste, Jordao n'avait-il pas appris aux médecins, en 1857, que la plus simple de ces complications, le furoncle, était si fréquente au Brésil qu'il constituait pour le peuple un symptôme pathognomonique du diabète.

Enfin, depuis lors, une troisième période s'est ouverte pour la chirurgie. On se pose de nouveau la question des indications et des contre-indications opératoires dans le diabète, et on repousse, en partie du moins, les idées trop absolues de Landouzy.

Cette période commence par une discussion à la Société de chirurgie. Une communication de M. Verneuil en est le point de départ. Notre maître fait connaître à la Société de nouveaux faits qui lui servent à établir de nouveau l'existence des gangrènes diabétiques. Mais une question secondaire se pose alors : il a observé des hémorrhagies considérables à plusieurs reprises. En présence de cette éventualité, ayant à redouter une hémostase primitive difficile et des gangrènes consécutives graves, le chirurgien doit-il opérer les diabétiques ? Doit-il même, pour les soulager, inciser leurs phlegmons diffus ? MM. Legouest, Larrey, Trélat soutiennent des opinions différentes, mais ils croient tous qu'avant de se décider à l'abstention chez un diabétique, il faut bien peser les dangers que lui ferait courir cette abstention, si on s'y décidait, et les accidents possibles de l'opération qu'on pratiquerait. Chaque cas doit être examiné en particulier. Quand la mort est imminente, ils n'hésiteraient pas à pratiquer une kélotomie, une trachéotomie, ou toute autre opération d'urgence.

En 1867, M. Verneuil aborde de nouveau la discussion avec des documents inédits. En même temps, la thèse de Ladevèze (1867), sur les accidents glycoémiques, s'inspire de cette discussion. Il attribue, comme Marchal (de Calvi), la production des gangrènes à une diathèse phlogoso-gangréneuse, née sous l'influence du diabète, mais elle ne peut pas seule, dit-il, arriver au point de manifestation, c'est-à-dire sortir de son état latent. Parmi les causes qui l'en font sortir, il cite l'intervention d'une autre diathèse, telle que l'herpétisme ou l'arthritisme; il note, d'une façon toute particulière, l'abus des spiritueux, et cite, à l'appui de son opinion, une observation de Marchal (de Calvi), sur laquelle nous aurons l'occasion de revenir, et une de Demarquay; dans celle-ci il s'agit d'une onyxis simple chez un alcoolique; la mort fut amenée par un phlegmon diffus gangréneux six jours après l'opération.

A la même période, M. Edouard Cruveilhier étudie le diabète au point de vue chirurgical, à la Société de chirurgie (1867) et à la Société médico-chirurgicale (1868). Demarquay venait de montrer que toutes les gangrènes spontanées n'étaient pas diabétiques, et que les gangrènes séniles ne s'accompagnaient pas de glycosurie passagère.

En 1869, il opère avec le plus grand succès un phymosis chez un diabétique, et il montre qu'il n'y a pas de contre-indication formelle à toute opération chez ces malades. M. Perrin tire les mêmes conclusions des observations de cataractes diabétiques qu'il communique à la Société de chirurgie en 1870.

En 1873, M. Léoty étudie, dans sa thèse, les plaies chez les diabétiques. Après avoir passé en revue les diverses fonctions des diabétiques, il étudie la question du diabète consécutif. Il en nie l'existence et se borne à admettre le développement d'une glycosurie passagère à la suite de traumatisme, ou l'apparition momentanée, sous son influence, du sucre dans l'urine de malades atteints de diabète intermittent.

Enfin, dans ces dernières années, les chirurgiens, redoutant moins le diabète, se bornent, quand l'opération est nettement indiquée, à prescrire un traitement médical préalable. C'est du moins ce qui résulte du travail de Fischer (Deut. med. Wochens., 1878), qui préconise l'emploi de l'acide phénique à l'intérieur, et ce sont aussi en grande partie les conclusions du rapport de M. Berger sur le cas présenté par M. Burq à la Société de chirurgie (1880).

Cette question est encore indiquée dans la thèse d'agrégation de M. Berger sur l'influence des maladies constitutionnelles sur les lésions traumatiques (1875), et M. Isidore Peyrot montre (1878) que le pronostic des phlegmons diffus diabétiques n'est pas fatal comme l'avaient cru les premiers observateurs.

Depuis que ce sujet est à l'étude, tous les traités didactiques du diabète lui consacrent un chapitre, mais leurs auteurs sont des médecins qui se préoccupent surtout de ses autres complications. Cependant M. Durand-Fardel (Traité clinique et thérapeutique du diabète, 1869) et M. Leudet (Clinique de l'Hôtel-Dieu de Rouen, 1874) étudient plus complètement la question et publient quelques observations inédites.

2° ACCIDENTS DES ALCOOLIQUES. — Depuis de nombreuses années, on savait qu'un traumatisme pouvait amener l'éclosion, chez les alcooliques, d'accidents nerveux graves décrits sous le nom de delirium tremens. L'alcoolisme chronique passe, en quelque sorte, à l'état aigu. Dans cette intoxication le traumatisme ne se borne pas à *battre le rappel de la diathèse*, suivant l'heureuse expression de M. Verneuil, mais il produit encore d'autres accidents qui ont été longtemps inconnus. C'est un des grands mérites de Marchal (de Calvi) d'avoir, par sa monographie des accidents diabétiques, montré aux chirurgiens qu'il y avait, à côté du blessé à panser et à opérer, un malade qu'il fallait soigner en même temps, si l'on voulait se mettre à l'abri des complications fâcheuses.

Cet auteur dit, du reste, dans son ouvrage, avoir assisté fréquemment au développement de gangrènes chez des alcooliques, en dehors du diabète. Ces gangrènes frapperaient surtout les extrémités inférieures et auraient un pronostic grave. A propos des lésions diabétiques du tissu cellulaire, il commence par rapporter l'observation « d'un personnage de sa clientèle, à lignée goutteuse, buvant plusieurs espèces de vins à son dîner, et, dans le nombre, des vins très alcooliques, faisant peu d'exercice, abusant des boissons acides et gazeuses, qui a eu trois congestions suivies d'affaiblissement à gauche, et qui a présenté, sans cause locale, un phlegmon diffus du coude, suivi d'une éruption furonculeuse de la hanche, et de la partie supéro-externe de la cuisse droite, durant quatre mois et laissant des ulcères lents à se cicatriser. » Il nous montre par cet exemple un fait de lésions alcooliques absolument identiques à celle qu'il rapporte au diabète.

Parmentier, en 1862, après avoir publié, dans l'Union médicale, une observation de gangrène du pied gauche avec oblitération artérielle sans glycosurie, recueillie dans le service de Demarquay, fait les remarques suivantes : « Il existe encore une altération particulière de l'économie qui prédispose aux affections gangréneuses, c'est celle qui résulte de l'alcoolisme ; on la rencontre chez les individus qui prennent beaucoup de boissons alcooliques et mangent fort peu. Il est fréquent chez eux de voir une solution

de continuité légère devenir le point de départ d'un phlegmon plus ou moins étendu. » Tantôt alors la mort survien-
drait, dit-il, dans l'adynamie, tantôt » il se développerait
une inflammation spontanée des veines et des artères des
membres bientôt suivie de gangrène. » Enfin, il en a vu
mourir avec un phlegmon diffus gangréneux du pied et de
la jambe consécutif à des varices enflammées.

Clipet, en 1867, étudiant les rapports des lésions traumatiques avec les maladies générales, dit que les alcooliques
ne peuvent faire que lentement les frais de la réparation
après les traumatismes, mais, confiant dans les ressources
de la thérapeutique, il ne croit pas que l'alcoolisme soit
une contre-indication aux opérations.

L'influence de cette intoxication chronique sur le développement d'un phlegmon diffus gangréneux se trouve notée également dans l'observation publiée par Fouillé en
1870 (Gaz. hebd.); mais, dans ce cas, les lésions vasculaires (dilatation de l'artère humérale avec thrill) sont
trop considérables pour qu'on puisse en tirer des conclusions probantes au point de vue de l'influence de l'état général. Notons cependant que l'alcoolisme a pu être la
cause première de l'accident ultime en favorisant la dilatation artérielle par la production de l'athérome.

M. Verneuil, à l'occasion d'un phlegmon diffus consécutif à une saignée chez une albuminurique, venait déjà de
dire à la Société de chirurgie (1869) : « L'alcoolisme est
fort redoutable. J'ai vu plusieurs fois de petites plaies des
membres inférieurs amener, chez des sujets très vigoureux, des angioleucites que rien ne pouvait entraver et qui
se terminaient rapidement avec tous les symptômes du
délirium tremens le plus grave. »

L'année suivante, pendant le siège (13 décembre 1870),

il porté la question à l'Académie de médecine, et il se préoccupe surtout du pronostic des lésions traumatiques et des opérations chirurgicales. Il pose en principe « la gravité exceptionnelle des lésions traumatiques, toutes choses égales d'ailleurs, chez les sujets entachés d'alcoolisme chronique. » Après avoir cité quelques observations dans deux desquelles la mort a été trop prompte pour que le phlegmon diffus (l'accident le plus fréquent) ait eu le temps de se développer, il dit qu'on ne sait comment y pallier, d'autant plus qu'il est bien difficile de faire avouer aux blessés les habitudes d'intempérance et qu'on ne sait pas quel accident on aura à combattre ; phlegmon diffus, arthrite purulente, delirium tremens, etc.; état toxique mal déterminé ; septicémie aiguë, pyohémie chronique, albuminurie, hydropisies tenant à des lésions du foie, parfois même hémorrhagies consécutives. Il croit qu'on ne peut pas toujours attribuer la mort à des lésions viscérales anciennes, et l'altération du sang, qui lui paraît jouer un certain rôle, n'est pas suffisamment établie pour qu'on l'accepte sans hésitation. Aussi réclame-t-il de nouvelles recherches thérapeutiques et conclue-t-il à la nécessité de bien étudier le chapitre des indications et les contre-indications chirurgicales par des statistiques bien faites.

Péronnes, dans une thèse très complète sur les rapports de l'alcoolisme et du traumatisme, cite plusieurs observations de phlegmons diffus mortels consécutifs à des traumatismes légers, de gangrènes de lambeaux après des amputations, et enfin une observation de fracture de cuisse compliquée où, malgré l'occlusion immédiate, et une contention facile, la mort survint en cinquante-trois heures, avec des accidents nerveux. Il est noté dans cette observation la présence de glycose dans l'urine, mais on

n'a fait que constater sa présence, sans le doser, et sans
vérifier le fait par plusieurs analyses comparatives. Il insiste d'une manière toute particulière sur la produciton
facile des inflammations diffuses, des gangrènes rapides
et des ulcérations phagédéniques chez les alcooliques.

M. P. Berger distingue deux points dans l'influence de
l'alcoolisme sur la marche des lésions traumatiques : 1º la
part qui revient à l'altération des tissus ; 2º celle qu'on
peut attribuer à la cachexie alcoolique. Il rattache à la
première cause, l'hémorrhagie, qu'elle tienne aux lésions
vasculaires ou aux troubles sanguins, l'atonie de la plaie,
les inflammations, suites de contusions, les chéloïdes, notées par Pitha et Billroth. L'état général peut aussi contri-
buer à amener les hémorrhagies, le défaut de vitalité de la
plaie, le scorbut des buveurs, et les gangrènes superficiel-
les diffuses : « Ces phegmons diffus, dit-il, sont toujours gangréneux. Si on était étonné, dans une affection générale, caractérisée par la tournure torpide et adynamique qu'elle
imprime aux affections intercurrentes, de voir un accident
constitué par un excès d'inflammation, il serait aisé de montrer que la cause de cette suppuration profonde est juste-
ment dans un phénomène de mort locale. La tendance à la
gangrène arrive à son maximum dans les cas de septicémie
gangréneuse aiguë, sur la production desquels l'alcoolisme
joue un certain rôle. » Ce sont aussi là les conclusions que
Jubin tirait de ces observations (thèse 1876). M. Berger
disait que l'on pouvait peut-être reconnaître que le malade est arrivé à la période des altérations organiques
dont il s'agit, quand on note les faits suivants : la sur-
charge graisseuse du cœur, du mésentère et de quelques
autres régions ; l'embonpoint très marqué des sujets chez

— 16 —

lesquels se développent ces symptômes graves à propos d'une maladie ou d'un traumatisme.

Cette étude historique nous montre donc que le diabète et l'alcoolisme sont susceptibles de produire spontanément, ou à l'occasion d'un traumatisme quelconque, des accidents analogues pour ne pas dire identiques, et que ces deux états morbides doivent être rapprochés dans une étude de leurs complications chirurgicales.

Mais ces deux causes peuvent se réunir en un même individu, et alors leurs effets seront d'autant plus prompts, leurs conséquences d'autant plus désastreuses, qu'elles se seront réunies pour affaiblir l'économie, troubler le pouvoir réparateur et diminuer la vitalité des tissus. C'est ce qu'a voulu montrer M. Verneuil quand il a fait sa communication au congrès du Havre sur les alcoolo-diabétiques. Peut-être même une de ces deux causes est destinée à disparaître du cadre de la nosologie. Ou du moins les diabétiques ne seraient-ils exposés aux accidents que nous venons d'indiquer que s'il avaient déjà subi un certain degré d'intoxication alcoolique !

ETIOLOGIE

Les accidents gangréneux se développent souvent d'une manière véritablement spontanée; ils sont le plus souvent la conséquence plus ou moins éloignée d'un traumatisme; mais il nous faut entendre ici l'expression de traumatisme dans son sens le plus vaste, et comprendre sous ce nom toutes les causes extérieures qui viennent affaiblir le malade, ou troubler la circulation ou la nutrition d'un point de l'économie. Parfois en effet ils se produi-

sent à l'occasion d'un grand traumatisme, d'une plaie
étendue, d'une opération chirurgicale grave, et dans ces
cas, il suffit d'invoquer une coagulation exagérée du sang
dans les vaisseaux lésés pour expliquer la mortification
des tissus. Mais dans d'autres cas, on peut n'avoir affaire
qu'à des lésions insignifiantes, légères écorchures, durillon
forcé, contusion du pied par une chaussure trop étroite
pendant une marche forcée. Toutes ces conditions sont si
fréquentes que tous les malades trouvent dans leur mémoire un fait de cet ordre avec lequel ils expliquent l'accident grave dont ils sont frappés. Leur influence est très
probable, sans être aussi grande que le prétendent les malades, quoique ce soient des causes bien minimes pour des
troubles bien redoutables.

Ainsi une simple piqûre avec une petite écharde a suffi
pour amener en trente-six heures la mort d'un de nos malades (obs. I). Chez les malades qui font le sujet de nos
observations II, III, IV, il a suffi d'une piqûre du pied,
d'une contusion de l'organe, et peut-être de moins que
cela, de la fatigue résultant de la position debout prolongée pour amener les phegmons gangréneux ultimes. Parmi
les huit malades dont nous rapportons les observations
inédites, six sont morts (I, II, III, IV, VI, VII); deux fois
seulement la cause traumatique a présenté une certaine
intensité: amputation du gros orteil (VII), fracture compliquée de jambe (VI).

Indépendamment de ce traumatisme primitif dont nous
voyons l'influence, il nous faut rechercher les conditions
dans lesquelles se trouve le malade, en dehors du diabète,
et ensuite la période de la maladie à laquelle il est
arrivé.

L'âge. Un fait nous frappe tout d'abord. Jamais il ne se produit de gangrène ni de phelegmon diffus chez les enfants diabétiques. Des cent cinquante enfants dont les observations forment la base de la thèse récente de notre ami Henri Leroux, aucun n'a présenté d'accident de cet ordre; dans deux ou trois cas on a vu des furoncles, mais il est bon d'ajouter que, dans un d'eux, le diagnostic était peu précis, puisque l'auteur parle d'une éruption furonculeuse ou acnéique du cou et de la face. Nous pouvons encore indiquer un abcès sous le sterno-mastoïdien, mais il n'y a pas autre chose à noter. Cependant leur peau est sèche, souvent atteinte d'ichthyose; du côté des organes génitaux, les observations relatent de la leucorrhée, une vulvite peu intense dans quelques cas, deux légères balano-posthites, un phymosis très modéré, un léger état eczémateux de la verge avec exulcérations et fissures complètement indolentes. Pour sortir un peu du cadre que nous nous sommes tracé, nous pouvons encore donner un exemple de la rareté des phénomènes nécrobiotiques chez les enfants diabétiques. La gangrène pulmonaire, cet accident ultime, assez fréquent chez l'adulte, n'a été vu dans aucun des cent cinquante cas analysés ou observés par M. Leroux.

Cette immunité complète des enfants diabétiques pour tous les accidents gangréneux est d'autant plus remarquable que le diabète à cet âge est très grave; d'autant plus grave même que l'enfant est plus jeune. La guérison ou une amélioration notable et persistante sont des faits si rares que Leroux en met presque en doute l'existence, et la mort, après quelques mois de maladie, est la règle absolue; d'autre part cet âge de la vie ne met pas à l'abri des gangrènes cutanées ou parenchymateuses dans les maladies générales : les pneumonies gangréneuses et les gangrènes vulvaires de la rougeole en sont une preuve frappante et ce sont là deux complications de cette fièvre éruptive exceptionnelles chez l'adulte. Le parenchyme pulmonaire a été atteint dans quelques cas d'une manière assez grave, mais bronchite (Leroux, III), pneumonie caséeuse (Leroux, IV), broncho-pneumonie subaiguë (Senator), pneumonie double (Jacoby), ont évolué, comme elles évoluent d'habitude, et jamais la fétidité des crachats ou de l'haleine n'a fait penser même à une gangrène localisée du parenchyme pulmonaire. Nous avons vu qu'il en était de même des lésions vulvaires.

La cataracte est également relativement rare chez les enfants diabétiques. Les observations de Leroux en renferment quatre cas : un de simple, et trois de bilatérales.

Non seulement ces phénomènes font complètement défaut dans l'enfance, mais ils manquent aussi dans la période suivante de la vie. Le cas que nous avons trouvé, développé à l'âge le moins avancé, s'est produit chez un homme de 28 ans : c'est un phlegmon diffus de la nuque dont Marchal (de Calvi) rapporte l'observation. Cependant à cet âge de la vie le diabète n'est pas rare, ainsi que le montrent les résultats de la statistique publiée par Griesinger et basée sur l'observation de 225 malades ; d'après les chiffres qu'il donne, sur 100 cas de diabète, on en verrait :

<pre>
De 0 à 20 ans, 19,35
    20   30   25,80
    30   40   27,65
    40   50   16,59
    50   60   6,45
    60   70   3,23
    70   80   0,92
</pre>

Parmi toutes les observations des faits que nous étudions, et que nous avons compulsées, nous avons pu en recueillir 123 portant l'indication exacte de l'âge et du sexe du malade. Malheureusement il n'en n'est pas toujours ainsi : un grand nombre de cas publiés anciennement et relatés dans l'ouvrage de Marchal (de Calvi) ne sont guère que de simples indications de faits, ne contenant que le diagnostic ; souvent même la cause et les terminaisons ne sont pas indiquées. En dressant un tableau de ces cas, analogue au précédent, nous trouvons qu'ils se sont développés dans les conditions suivantes :

De la naissance à	25 ans,	0			
De 25	30	3	soit :	2,44 p. 100	
30	40	11		8,94	
40	50	21		17,08	
50	60	45		36,50	
60	70	26		21,13	
70	80	17		13,82	

Une fois même, l'accident ultime s'est produit après 80 ans ; il s'agissait d'une gangrène humide d'une jambe chez un homme.

Un fait nous frappe quand nous comparons ces deux statistiques : tandis que le diabète est surtout fréquent de 30 à 50 ans, et qu'il diminue considérablement ensuite pour devenir à peu près exceptionnel après 60 ans, les troubles nutritifs dont nous nous occupons suivraient une marche inverse : ils sont d'une rareté extrème jusqu'à 40 ans, et ne deviennent réellement fréquents qu'à partir de 50 ans, c'est-à-dire à l'âge où le diabète commence à devenir rare. Cependant les années précédentes constituent la période active de la vie, celle où l'homme travaille le plus, et est, par suite, le plus fréquemment exposé à des traumatismes et des fatigues répétées qui paraîtraient devoir mettre son organisme dans de bonnes conditions pour le développement de ces accidents.

Il doit donc y avoir, en dehors du diabète, une cause qui vient troubler ses effets et aggraver son pronostic au point de vue spécial auquel nous nous sommes placé, pendant la vieillesse et pendant les années qui la précèdent et la préparent. Ce fait est d'autant plus anormal que les autres complications du diabète ne paraissent pas être plus fréquentes ou plus précoces quand il se développe après 50 ans que quand il survient plus tôt, et son pronostic général n'est pas aggravé par des considérations tirées de l'âge du malade. Nous ne parlons pas ici de l'enfance où il est très grave, comme nous l'avons vu, ni de l'extrême vieillesse où nous avons noté sa rareté excessive.

2° *Sexe*. Le sexe paraît avoir une influence moins grande que l'âge sur le développement des phénomènes nécrobiotiques ; cependant cette action est incontestable. Le diabète est, il est vrai, plus fréquent chez l'homme que chez la femme. Sur 225 malades, Griesinger a vu 172 hommes et 53 femmes, et Siegen, sur 140 malades, 100 hommes et 40 femmes, soit en tout 25,48 femmes pour 100 diabétiques. Sur les 123 malades dont nous avons réuni les observations, il y a 100 hommes et 23 femmes, soit 18,69 femmes pour 100. Cette proportion, qui nous est fournie par l'examen d'un grand nombre de cas, est supérieure à celle que donnent généralement les auteurs. Durand-Fardel dit avoir relevé 38 anthrax chez la femme sur 210, et 7 phlegmons diffus sur 38. Comme il n'indique pas les sources d'après lesquelles il a dressé sa statistique, nous n'avons pas voulu additionner ses chiffres aux nôtres, de peur de porter ainsi deux fois des cas qui auraient été relevés par le savant médecin de Vichy et par nous.

Cette immunité relative de la femme pour ces troubles organiques rentrant dans le type de la gangrène nous paraît être un argument important en faveur de la théorie émise par M. Verneuil. L'alcoolisme auquel nous sommes tout disposé, comme lui, à faire jouer un grand rôle dans leur étiologie, est incontestablement beaucoup moins fréquent chez la femme que chez l'homme, surtout dans les classes aisées que frappe plus fréquemment le diabète.

On pourrait nous objecter, il est vrai, que la femme est moins exposée que l'homme à tous les grands traumatismes, et que ce fait peut nous expliquer la particularité que nous venons d'indiquer. Mais nous ferons remarquer que, comme nous venons de le voir, les phénomènes gangréneux arrivent à leur maximum de fréquence chez les diabétiques, après la période active de la vie. Du reste les traumatismes graves constituent une cause relativement assez rare de troubles de cet ordre. Dans ces cas, beaucoup de diabétiques meurent rapidement après l'accident, avant qu'aucun indice local ait fait prévoir une eschare finale des tissus contus ou déchirés par le traumatisme. La majorité des 123 cas que nous avons relevés est formée simplement par les furoncles graves ou par les anthrax gangréneux. Le traumatisme n'a été pour rien dans le développement de ces lésions. Un grand nombre d'autres accidents que l'on peut rapporter au type clinique du phlegmon diffus se sont produits à la suite de traumatismes insignifiants : piqûre d'aiguille ou d'épingle, ablation d'un cor ou d'un durillon, contusion des parties molles du pied par une chaussure trop étroite, toutes lésions auxquelles la femme se trouve au moins aussi souvent exposée que l'homme.

Du reste, après avoir entendu la communication de M. Verneuil au congrès du Havre sur les alcoolo-diabétiques, M. le Dr Lecadre lui faisait remarquer que son hypothèse lui donnait la clef d'un fait résultant de son observation personnelle : la gravité beaucoup plus grande du diabète chez l'homme que chez la femme. Chez les deux femmes que nous avons observées l'alcoolisme était manifeste, et elles avouaient du reste très facilement l'abus qu'elles faisaient depuis longtemps de toutes les boissons alcooliques.

3° *Climats*. Si nous consacrons un chapitre spécial à l'étude de leur rôle étiologique, ce n'est pas tant au point de vue de leur action spéciale, qu'à celui des habitudes hygiéniques particulières à chacun d'eux.

En France, tout d'abord, dès que Marchal fit appel à l'observation de tous les médecins pour vérifier ses recherches sur la gangrène diabétique, ce fut des pays riches en vins, où l'ivresse est peut-être rare, mais où l'alcoolisme est la règle, que vinrent les premières observations : Dupuy (de Fronsac), Musset (de Sainte-Terre), Landouzy (de Reims) apportèrent un riche contingent de faits développés en peu de temps sous leurs yeux. Il y a peut-être dans cette publication de faits analogues par les médecins du Bordelais et de la Champagne, plus qu'une simple coïncidence ou que le résultat d'observations plus minutieuses des médecins de ce pays. En effet, dans la même période, des faits assez nombreux étaient relatés par les docteurs Gondouin, Lecadre (du Havre), Leudet (de Rouen) exerçant la médecine dans une partie de la Normandie où l'abus des boissons alcooliques est fréquent dans toutes les classes de la société, et où M. Leudet devait décrire, quelques années plus tard, ce qu'il a appelé l'alcoolisme des classes aisées.

A Paris, c'est dans le service de Demarquay que le plus grand nombre d'accidents de cet ordre étaient observés, à la Maison de Santé dont l'alcoolisme atteint presque tous les clients. Il aggrave toutes les affections qui y sont observées, aide parfois l'éclosion d'un rhumatisme cérébral, amène souvent le delirium tremens, et vient peut-être augmenter la gravité des plaies et des opérations chez les diabétiques.

En 1861, Musset, dans l'Union médicale, faisait remarquer que les choses ne se passaient peut-être pas partout de la même manière que chez lui : « Peut-être, disait-il, à cause de l'abondance du vin, comme le croit M. Marchal, qui fait remarquer que c'est dans la Gironde et la Bourgogne que plus du tiers des gangrènes diabétiques publiées jusqu'à ce jour ont été observées. »

A l'étranger, le manque de renseignements suffisants nous empêche d'approfondir un peu cette question. Cependant en Angleterre ces phénomènes morbides existent, et même ils ne doivent pas être rares : Duncan, Cormichael, Prout, qui les premiers les ont signalés, nous en sont la preuve. Mais nous n'avons pas trouvé de statistique un peu étendue, et nous avons pu réunir trop peu d'observations pour pouvoir établir leur fréquence relative chez les Anglais.

En Allemagne, sur 225 cas, Griesinger note 22 accidents gangréneux, tandis que Seegen en fait à peine mention dans ses 140 observations. Il est vrai que Seegen, médecin consultant à Carlsbad, n'a pu voir les diabétiques qu'il a observés, que momentanément, et à des périodes de leur maladie où ils ont pu voyager pour aller jusqu'à la station balnéaire.

Les anthrax sont si fréquents, parait-il, au Brésil, dans le cours du diabète, que, d'après Jordao, inspiré en ceci par le Dr Fonseca (de Pernambuco), ils constitueraient pour le vulgaire un symptôme presque pathognomonique des premières périodes du diabète. Quelle est la part du climat et celle de l'hygiène alimentaire dans leur production avec cette fréquence vraiment exceptionnelle? C'est ce que nous n'avons pu découvrir,

Un document plus important nous est fourni par Cantani (du Diabète sucré et de son Traitement diabétique, 1876). Il a observé 168 malades en Italie ; dans ces observations, il ne parle qu'une fois de *furonculose ;* il n'indique jamais ni anthrax ni phlegmon diffus ou gangréneux ; dans un cas, il a vu une pneumonie assez grave, mais qui cependant a guéri. Elle avait succédé à une contusion du sternum chez un diabétique alcoolique. Il fait jouer un grand rôle aux ingesta dans l'étiologie du diabète ; il a recherché l'alcoolisme dans tous les cas, pour étudier son influence, et il ne la trouve que deux fois dans sa longue observation de diabétiques.

Nous trouvons donc de fréquentes gangrènes dans tous les pays où l'alcoolisme est très développé ; en Bourgogne, dans le Bordelais, en Normandie, en Angleterre, en Allemagne. Elles font complètement défaut en Italie où l'alcoolisme est rare : c'est du moins ce qui résulte de l'ouvrage de Cantani.

Examinons maintenant dans quelles conditions se trouve le malade au point de vue du diabète, au point de vue de son ancienneté, de son développement, de l'état général cachectique ou non qui en résulte, quand les accidents se développent. S'agit-il d'un diabète récent ou d'un ancien? Est-ce dans le diabète maigre, ou dans le diabète gras? pour employer les expressions consacrées par l'usage, et désignant simultanément deux périodes différentes d'une même maladie ou deux formes de cette affection.

Nous ne parlerons pas des furoncles et des anthrax, les plus simples et les plus bénignes des lésions gangréneuses développées sous son influence. Tous les auteurs sont d'accord pour rapporter les éruptions furonculeuses au début de l'affection. Ce n'est pas qu'elles se développent toujours, dans les premiers temps de la maladie, mais elles sont souvent le premier trouble morbide pour lequel le médecin est consulté; c'est à leur occasion que l'analyse des urines fait reconnaître le diabète latent jusque-là. Marchal (de Calvi) a insisté sur leur fréquence et leur importance, au point de vue du diagnostic. Ils auraient même une importance beaucoup plus grande au Brésil, d'après Jordao, L'anthrax, accident plus grave, apparaît souvent beaucoup plus tard; il est du reste souvent précédé, accompagné ou suivi d'une abondante éruption de furoncles. Pour Demarquay, ce que l'on rencontre chez les diabétiques ne serait pas toujours de véritables anthrax : ils auraient plutôt une variété spéciale de phlegmon diffus caractérisée par une mortification rapide et limitée des couches profondes des téguments. Cependant l'anthrax vrai, franc, a été maintes fois observé.

Quant aux autres accidents plus graves, Marchal (de Calvi) n'étudie pas la part qui revient dans leur développement, aux divers types cliniques du diabète. Cependant la question paraît être en grande partie jugée pour lui, si nous nous en rapportons à une de ses observations d'anthrax

mortel, dans laquelle il dit : « Le malade est gras, comme
le sont les diabétiques à accidents gangréneux. »

Pallé (Thèse de Paris, 1864) croit également que les accidents de cette nature sont plus fréquents chez les diabétiques à type gras. Ladevèze (thèse de Paris, 1867) reprend
cette idée, l'approuve complètement, revient à plusieurs
reprises sur cette notion qu'il croit résulter des faits cliniques, mais il admet que, dans ces cas, la guérison est plus
facile. Les recherches que nous avons faites dans les diverses observations publiées nous conduisent à des résultats
identiques aux siens, au point de vue de la fréquence des
lésions. L'état de santé n'est malheureusement pas toujours indiqué bien exactement dans tous les faits que nous
avons pu réunir, mais dans ceux où il est décrit, les auteurs parlent bien rarement de l'amaigrissement antérieur
et de la faiblesse du malade. Tout au contraire, dans plus
de cinquante observations, il est noté que le sujet est vigoureux, présente une forte constitution (Verneuil, Halpryn, Franck, Champouillon, Menestrel, Musset, Lecadre,
Demarquay, Wagner, Favrot, Fritz). Un tempérament sanguin et un teint coloré sont également fréquemment cités
comme l'apanage de ces malades (Lizé (du Mans), Léoty,
Gondouin, Demours, Marchal, Dionis des Carrières, Lélut,
Bouchet de la Villejossy, Favrot). Les trois malades qu'a
observés Alquié étaient obèses. Il en était de même de plusieurs malades soignés par M. Cavaillon (de Carpentras)
(observation communiquée par M. le professeur Verneuil),
Léoty, Durand-Fardel, Marchal, Musset. Un des malades
de Wagner était d'une constitution athlétique. Les malades qui font les sujets des deux premières observations de
M. Verneuil sur les alcoolo-diabétiques étaient dans les
conditions analogues. Ils avaient toutes les apparences de

la plus forte santé, et un d'eux (obs. I du mémoire) faisait parade de sa vigoureuse constitution.

Quant aux six malades que nous avons eu l'occasion d'observer, soit dans les services auxquels nous étions attachés en qualité d'interne, soit dans ceux de MM. Périer et Guyon, grâce à l'obligeance de notre collègue et excellent ami, le Dr Rouxeau, ils étaient tous vigoureux, gras, ne paraissant atteints d'aucune affection organique grave. Cinq d'entre eux ne se croyaient pas atteints du diabète, et leur interrogatoire minutieux a pu seul nous permettre de reconnaître son ancienneté plus ou moins grande. Une de nos malades (obs. II) était obèse, quoiqu'elle eût éprouvé, depuis trois ans, des troubles gastro-intestinaux ayant nécessité, à diverses reprises, le repos complet au lit et une médication énergique. Mais jamais ses urines n'avaient été examinées. Une autre de nos malades, une femme également (obs. IV) disait avoir maigri un peu, mais elle présentait encore un embonpoint plus qu'ordinaire. Le malade, dont notre collègue et ami, P. Bar, a bien voulu nous communiquer l'observation, était également très gras (obs. VII).

Cependant, malgré leur fréquence plus grande dans cette forme du diabète, les gangrènes ne font pas complètement défaut, mais elles sont incomparablement moins fréquentes. Notons en outre que chez l'enfant, chez lequel elles n'ont jamais été observées, comme nous l'avons vu, le diabète revêt immédiatement la forme grave, et le type maigre.

Si maintenant nous nous plaçons à l'autre point de vue auquel Ladevèze considérait les faits, si nous examinons la différence de pronostic dans les deux cas, nous ne pouvons nous ranger à l'avis de cet auteur. Les gangrènes dia-

bétiques ont une gravité très grande et qui ne paraît pas
être grandement modifiée par le type général de la maladie.
Nous publions six observations de phlegmon diffus gangréneux qui, tous, se sont développés chez des diabétiques gras, et qui, tous, se sont terminés par la mort. Si
le processus gangréneux s'arrête dans sa marche, peut-être
le diabétique gras est dans les meilleures conditions que
le maigre pour trouver dans son organisme les matériaux
destinés à réparer les pertes de tissus qu'il vient de faire.
Mais le plus souvent le malade n'arrive pas jusqu'à sa dernière période et il est enlevé bien avant par l'étendue de la
gangrène ou sa marche foudroyante.

Nous nous trouvons donc en présence d'une complication
souvent mortelle, et toujours redoutable d'une maladie
générale, et cette complication se produit surtout dans les
formes les moins graves de la maladie ; elle manque à l'âge
où celle-ci est le plus grave, et elle se développe surtout à
une période de l'existence où la maladie qui paraît lui avoir
donné naissance est le moins fréquente.

Ce sont là des anomalies cliniques qui doivent tirer leur
explication de l'influence d'une cause indépendante du diabète, et venant s'unir à lui pour troubler la nutrition intime des tissus.

Ajoutons encore que ces accidents ne se produisent pas
fatalement quand un traumatisme ou une opération chirurgicale leur a ouvert, pour ainsi dire, la porte d'entrée
de l'économie. Demarquay avait déjà obtenu des guéri-
sons rapides à la suite d'opérations du phymsois chez des
diabétiques, et la cicatrisation s'était faite chez eux,
comme si l'opéré n'eût été entaché d'aucun vice organique.
Demarquay a été suivi dans cette voie par de Beauvais
qui a communiqué, en 1867, à la Société médicale de Paris,

les beaux résultats qu'il a obtenus pour des cas anologues à ceux de Demarquay. Et cependant, dans une opération pareille, tout était à craindre ; le mauvais état général devait agir ; et, à côté de lui, le contact des urines altérées avec la plaie opératoire devait favoriser le développement des accidents, et peut-être les produire à lui seul. Les opérations pour les cataractes diabétiques réussissent généralement bien, et cependant le lambeau cornéen, complètement dépourvu de vaisseaux, paraît se trouver dans d'excellentes conditions pour le développement facile d'une gangrène rapide. On note, dans ces cas, des succès opératoires aussi beaux, et aussi nombreux que pour les cataractes séniles. Ce fait résulte, d'une manière indubitable, de la communication faite, en 1870, à la Société de chirurgie, par Perrin (du Val-de-Grâce) et de la discussion qui en fut la conséquence. Ce fut, pour Demarquay, l'occasion de citer deux opérations pratiquées par lui, également avec le plus grand succès, une pour un phymosis, l'autre pour une hydrocèle. M. U. Trélat fit alors remarquer qu'on pouvait difficilement établir une comparaison entre ces opérations toujours bénignes, et une intervention chirurgicale plus grave, telle qu'une amputation ou une résection. Cependant Musset (de Sainte-Terre) avait déjà pratiqué avec succès une amputation de jambe chez un diabétique, atteint d'une gangrène du pied.

Dernièrement encore notre cher maître, le professeur agrégé Charles Monod, nous racontait les observations de deux malades démontrant l'innocuité, parfois absolue, des opérations chirurgicales graves chez les diabétiques. Dans un des cas qu'il nous signalait, un énorme anthrax de la région dorsale, compliqué de phénomènes phlegmoneux diffus assez étendus, fut largement incisé ; les masses escharotiques, formées par les bourbillons, s'éliminèrent, et une guérison rapide eut lieu. La cicatrisation des grandes plaies ainsi produites se fit toujours avec la plus grande régularité. Dans un autre cas, une castration fut pratiquée pour une tumeur maligne du testicule, développée chez un diabétique âgé. Dans ce cas, comme dans le précédent, le processus réparateur marcha fort régulièrement, et il ne fut entravé par aucune complication survenant dans la plaie, ni par aucun affaiblissement de l'état général. Le malade est mort par la suite d'accidents péritonéaux.

Marchal (de Calvi) reconnaissait lui-même que le diabète avait besoin d'une cause adjuvante pour produire ces accidents ; ou du moins, il admettait qu'il fallait nécessairement une autre cause pour élever *au point de manifestations la diathèse phlogoso-gangréneuse* à laquelle il les attribuait. Il faisait jouer un très grand rôle aux diathèses herpétique et arthritique. Nous ne parlerons que de cette dernière, mieux définie dans ses lésions, et ses manifestations que la première. Il est certain que son intervention ne peut pas nous être d'un grand secours. Un grand nombre de médecins croient à la parenté de la goutte et du diabète. Un grand nombre de diabétiques sont goutteux, et un plus grand nombre encore comptent dans leurs ascendants des malades atteints par la diathèse urique. Du reste, en dehors du diabète, la goutte et le rhumatisme ne produisent pas de gangrènes ; ils ne doivent donc pas créer une prédisposition bien remarquable aux phlegmons diffus.

Pouvons-nous faire jouer un rôle à la sénilité ? C'est une hypothèse fort admissible. Nous avons vu en effet que c'est à un âge avancé que les gangrènes diabétiques sont le plus fréquentes, alors que le diabète est rare à cette période de la vie. Par conséquent l'existence du diabète pendant la vieillesse, ou même dans les années qui précèdent, crée une opportunité morbide toute particulière au développement de tous les accidents nécrobiotiques. Dans la vieillesse, la vitalité de tous les tissus est considérablement diminuée, la raréfaction osseuse se fait rapidement, surtout aux extrémités osseuses, et la destruction moléculaire de tous les autres tissus se produit aussi lentement, mais d'une manière continue. Cette désassimilation lente de tous les éléments de l'organisme suffit, dans quelques cas, à produire, seule, la gangrène de tout un membre. Il est donc tout naturel de penser qu'elle favorise son développement dans le diabète, mais elle le favorise seulement, car les gangrènes diabétiques, et les gangrènes séniles revêtent deux formes absolument différentes : sèche et momifiante dans un cas, elle est molle et humide dans l'autre. Ici on dirait un membre dont l'artère est remplie par une embolie, là un phlegmon diffus détruisant tous les tissus par suppuration.

Pour chercher à expliquer cette différence d'action, nous pourrions faire l'hypothèse suivante : la gangrène sénile se produit quand une ossification artérielle suspend complètement la circulation dans un membre à vitalité faible que les artères collatérales ne peuvent suffire à nourrir ; la sénilité agit au contraire, tout simplement, dans les gangrènes diabétiques, en diminuant la vitalité de tous les éléments qui se nécrosent isolément, irrigués par un fluide nutitif autant et plus abondant peut-être qu'il ne l'est dans les conditions ordinaires, mais altéré dans ces qualités chimiques et dans ces propriétés nutritives. (Hydrémie et glycémie).

Après avoir parlé de l'influence de ces deux diathèses, arthritique et herpétique, Marchal (de Calvi) en arrive à l'alcoolisme ; il dit que l'intervention d'une cause occasionnelle, telle que l'abus des spiritueux, au milieu des résultats d'une diathèse, est un fait clinique important, et plein de conséquences morbides intéressantes. Il croit que c'est là un point de vue auquel il est bon de se placer pour découvrir des faits nouveaux se rapportant à l'histoire des diathèses. Il fait remarquer dans le même article (Union médicale, 1856) que le mal perforant, qui se rapproche de l'ulcération phagédénique, observée chez quelques diabétiques, affecte surtout les buveurs.

Il va plus loin dans les questions qu'il se pose sur l'action possible de l'alcoolisme : non seulement pour lui l'abus des boissons fortes exalte la diathèse urique, mais, le diabète établi, il doit favoriser le molimen gangréneux qui en dépend, parce qu'à lui seul cet abus est capable de produire la gangrène.

Il revient encore sur cette idée à propos du traitement des affections thoraciques dans le cours du diabète par les agents alcooliques. Il rappelle qu'ils peuvent élever la diathèse au point de manifestation, et favoriser les accidents gangréneux. Il ne veut pas qu'un diabétique boive plus d'une bouteille de vin de Bordeaux à chaque repas. « Je crois, dit-il, qu'il ne serait pas bon de dépasser cette mesure déjà large. »

Mais Marchal n'est pas le seul observateur qui ait cru, dès cette époque, à la fâcheuse influence des boissons alcooliques sur le diabète. Dupuy (de Fronsac) (Union médicale 1861) a remarqué que les gangrènes se produisaient surtout chez les diabétiques dont le principal symptôme était une soif excessive. Musset croit, il est vrai, que ces boissons leur sont très utiles, et souvent indispensables à haute dose, mais Fauconneau-Dufresne lui répondait (Union médicale 1861) : « Vous me citez quelques succès par suite de leur emploi ; je pourrais vous répondre par les cas où ils ont été nuisibles. » Malheureusement il n'a pas publié les observations auxquelles il fait allusion.

Ladevèze se range à l'opinion de Demarquay, en la modifiant fort légèrement ; il croit une cause occasionnelle nécessaire, et, pour lui, de toutes ces causes possibles, une, la plus importante, est l'alcoolisme.

Léoty, se place à un point de vue différent. Il croit que la diathèse phlogoso-gangréneuse de Demarquay n'est pas une explication suffisante pour la science contemporaine. Il remarque l'analogie d'action du diabète et de l'alcoolisme sur le développement des accidents gangréneux, mais, « frappé de l'*analogie de composition*, de la *parenté chimique* qui existe entre l'alcool et le glycose, il est tenté de conclure que la présence anormale ou exagérée d'un élément de cette nature dans les tissus est la véritable cause de leur tendance aux mortifications » dans ces deux maladies. Ainsi, pour lui, il y aurait identité d'action, tenant à l'analogie de composition, mais pas autre chose. Mais, s'il en est ainsi, les effets ne doivent-ils pas être plus prompts et plus énergiques quand les deux causes s'unissent ? C'est une hypothèse qui ne paraît pas s'être présentée à son esprit.

Enfin, en 1877, M. le professeur Verneuil, par sa magistrale communication au Congrès du Havre, rappela la question sur son véritable terrain, en montrant, par les faits, les résultats que produisent ces deux états généraux mauvais quand ils se réunissent sur un même individu. Il se demande la part qui revient à l'alcoolisme dans la production des accidents dits diabétiques.

Nous avons tâché jusqu'ici de montrer, par des faits que le diabète ne produit pas toujours des accidents, même quand un traumatisme grave est venu battre le rappel de la diathèse; que la distribution de ces accidents suivant les divers âges, et dans les deux sexes, ne suivait pas une marche parallèle à celle du diabète. Nous croyons, avec notre maître, que ces anomalies doivent trouver leur explication dans l'influence de l'alcoolisme. Nous ajoutons à cette diathèse la sénilité dont l'action est considérable, comme nous venons de l'indiquer.

En effet, les médecins distingués qui se sont longuement occupés du régime des diabétiques ne croient plus à la nécessité, ni même à l'utilité de leur faire prendre de très hautes doses de boissons alcooliques. M. le professeur Bouchardat, dont la compétence est unique en ces matières, et dont personne ne récusera l'expérience après le long usage qu'il a fait de ces boissons, dans le traitement de ses malades, dit, dans son savant Traité du diabète, qu'il ne recommande plus qu'un litre de vin de Bourgogne ou de Bordeaux de quatre ans dans la journée, et, ajoute-t-il, « il est incontestable pour moi, depuis un grand nombre d'observations, que l'usage modéré du vin contribue à relever complètement les forces, mais, pour que ce résultat soit favorable à la guérison, il faut utiliser ces forces par un exercice en rapport avec elles.... » « Il faut, dit-il plus loin, restreindre autant que possible, la quantité des boissons, tant que les urines dépassent un litre et demi dans les vingt-quatre heures. »

M. le professeur Brouardel (Thèse d'agrégation, 1869), combat l'opinion professée à cette époque par M. Bouchardat sur l'emploi des alcooliques. Il fait remarquer que l'on peut rendre les chiens diabétiques en leur injectant de

Girou. 3

l'alcool dans la veine-porte. Rosenstein a vu le vin et la bière finir toujours par augmenter la quantité de sucre en diminuant celle de l'urine. Durand-Fardel s'est très mal trouvé de l'emploi des alcooliques chez les diabétiques faibles, excitables, chez lesquels ils produisent rapidement de l'excitation nerveuse avec de la fréquence du pouls et de la respiration, tandis que les diabétiques vigoureux, au contraire, les supportent très bien. Peuffer fait remarquer qu'il y a beaucoup plus de diabétiques à Heidelberg où l'on boit du vin du Rhin très alcoolique (9 p. 100 d'alcool), qu'à Munich où l'on boit de la bière (3 p. 100 d'alcool).

Une explication de la mauvaise influence de ce régime nous est fournie par Andrey (Thèse de Paris, 1869) : l'alcool, par son union avec les globules sanguins rouges, les empêche d'absorber de l'oxygène; par conséquent, loin d'activer les combustions, il les ralentit; il n'élève pas la température, mais il est bien plutôt un réfrigérant. Or, si ce que nous ont appris les expériences de M. Godschen est vrai (et M. Bouchardat le signale aussi), si la température s'abaisse chez les diabétiques, il ne peut pas être utile de refroidir encore ces malades.

Ce fait, vrai à un point de vue général, l'est encore bien plus à celui auquel nous nous plaçons, quoique plus restreint. Tout réfrigérant doit avoir un effet déplorable dans le cours des gangrènes diabétiques, parce que, dans son cours, on a noté, sinon de l'hypothermie, du moins une élévation très légère de la température, nullement en rapport avec l'intensité des phénomènes inflammatoires et la rapidité du molimen gangréneux.

Nous sommes donc loin des idées émises par Chocquart, qui a publié une observation de diabète guéri par le développement d'une cirrhose alcoolique du foie. Il est vrai, que, dans ce cas, la glycosurie avait toujours été peu abondante. Il s'agissait probablement plutôt d'une glycosurie passagère ou d'un diabète intermittent que d'un véritable diabète confirmé.

La publication de cette observation n'a, du reste, pas été suivie de faits analogues : elle paraît unique dans les journaux médicaux. Notre collègue et ami, Henri Leroux, a bien voulu nous communiquer deux observations de cirrhose atrophique du foie chez des alcoolo-diabétiques, dans le cours desquelles le diabète n'a pas guéri et le glycose n'a pas disparu des urines. Nous ne pouvons qu'indiquer malheureusement les points principaux de ces deux faits intéressants ; un de ces deux malades était un employé de l'octroi de Bercy qui, malgré le développement de la cirrhose, malgré l'ascite et l'œdème des membres inférieurs qui en furent les conséquences rapides, n'en continua pas moins à rendre tous les jours de 2 litres et demi à 3 litres, 400 grammes d'urine, contenant en moyenne 27 grammes de sucre par litre (service de M. Fernet, 1879). Dans l'autre cas, l'urine descendit, il est vrai, à 900 grammes dans les vingt-quatre heures, mais elle contenait 45 grammes de sucre par litre, et l'ascite était si considérable qu'on dut la traiter par la ponction (service de M. Delpech, 1878).

L'action de l'alcoolisme sur le développement des accidents gangréneux et des furoncles est établie par un grand nombre d'observations.

Etudions d'abord les résultats produits par l'alcoolisme aigu, soit que le malade arrive à l'ivresse complète, soit qu'il ait fait un abus, moins considérable, et également momentané de boissons alcooliques. Marchal (de Calvi) rapporte des exemples de cette fâcheuse influence ; un de ses

clients n'avait d'accidents herpétiques que dans ces conditions. « Chez un de mes malades, dit-il, que j'ai guéri ra-
dicalement du diabète, j'ai observé ceci de particulier :
lorsqu'il faisait usage de spiritueux, il éprouvait sur diverses parties du corps, mais spécialement aux lombes,
des démangeaisons insupportables, avec production d'une
multitude de petits boutons rouges qui duraient quelques
heures à peine. Il n'avait éprouvé rien de semblable avant
d'être diabétique et il a cessé de l'éprouver depuis qu'il est
guéri. »

Ce fait semble nous démontrer d'une façon péremptoire
la nécessité de l'union, dans certains cas, des deux actions
nocives : le mauvais état général créé par le diabète et l'intoxication momentanée produite par les alcooliques pour
favoriser la naissance d'accidents cutanés.

Marchal publie en outre une observation intéressante
de Demours : Un homme de 40 ans, robuste, sanguin, avait l'habitude de suivre un régime exclusivement végétal et de ne boire que du thé. Les urines étaient
abondantes, claires, sucrées. Il avait une grande faiblesse,
une soif que rien ne pouvait arrêter et une constipation
opiniâtre. Demours lui prescrivit du sirop antiscorbu-
tique, du bon vin presque pur et en grande abondance, un
régime exclusivement animal. Il survint presque aussitôt
des poussées furonculeuses, surtout au niveau des parties
latérales du cou. Demours les rapporte au sirop antiscor-
butique ; mais nous croyons les crucifères bien innocentes
dans ce cas, et absolument incapables de produire une
action aussi énergique. Cependant il nous semble que,
dans ce cas, l'influence d'un changement brusque et complet de régime doit entrer en ligne de compte, et l'u-
sage du vin par un malade qui n'avait pas l'habitude d'en

boire, ne doit pas avoir été sans action. Cela paraîtra probable surtout si on compare ce fait aux précédents.

L'influence des boissons alcooliques prises momentanément à des doses trop élevées, nous paraît ainsi bien établie. Celle de l'alcoolisme invétéré, de l'intoxication alcoolique chronique ne nous paraît pas résulter d'une façon
moins évidente de l'analyse des observations que nous
avons réunies.

Tous les malades que nous avons eu l'occasion d'observer, tous ceux dont nous publions les observations inédites, dues à l'obligeance de nos collègues, présentaient
des antécédents alcooliques. Deux femmes qui se présentaient à nous avec des symptômes de gangrène humide ou
de phlegmons diffus consécutifs à des lésions osseuses
(carie du calcanéum, ostéite du métatarse), ne faisaient
pas exception à cette règle et avouaient leurs habitudes
alcooliques anciennes. L'abus des boissons alcooliques
remontait, dans ces deux cas, à une époque plus ancienne
que celle où s'étaient manifestés les premiers symptômes
du diabète : affaiblissement général, troubles cutanés,
augmentation de la soif, de la faim et de la quantité des
urines.

Il en était de même des autres malades sur lesquels est
basé ce travail. Cependant, chez deux d'entre eux, nous
avons trouvé très peu de symptômes de diabète avant l'é-
closion des accidents à l'occasion desquels nous avons
examiné leurs urines.

Tel est le cas du malade qui fait le sujet de l'observation I. L'interrogatoire attentif du malade atteint de fracture compliquée de plaie (obs. VII), ne nous a révélé aucun
symptôme diabétique antérieur. Nous pouvons nous demander cependant si l'absorption d'une quantité considé-

rable de bière (cent chopes au moins par jour) n'était pas sous la dépendance d'une polydipsie diabétique. Aussi devons-nous suspendre notre jugement sur cette observation au point de vue de la nature des accidents. Du reste, l'examen des urines n'a pas été fait au saccharimètre. La liqueur de Bareswill a été seule employée ; aussi il est fort possible que ce malade doive être rapproché des cas dont nous parlerons en étudiant la question de la glycosurie consécutive.

Chez un seul de nos malades nous n'avons pas noté l'alcoolisme, mais son observation a été prise par nous avant que notre attention ait été tournée de ce côté, et nous ne l'avons pas interrogé sérieusement à ce point de vue spécial.

Nous ne ferons que signaler les observations publiées par M. Verneuil au congrès du Havre. Les deux malades (obs. I et II) sont des cas typiques de l'accident que nous étudions : alcoolisme ancien et intense, diabète plus récent non soigné, blessure insignifiante marchant régulièrement pendant un petit nombre de jours et se compliquant brusquement de phlegmons gangréneux graves pouvant se rapporter au type du phlegmon diffus.

De plus, parmi les faits plus anciennement publiés, un grand nombre viennent nous donner la preuve du rôle joué par l'alcoolisme dans l'étiologie de ces accidents.

Malheureusement, comme nous l'avons déjà signalé à propos de la statistique que nous avons faite de l'âge et du sexe des malades, les observations anciennes renferment généralement des détails insignifiants. Plus de la moitié de celles que rapporte Marchal ont à peine quelques lignes, et souvent ce sont de simples indications de faits en trois mots. Ces faits, tout succincts qu'ils étaient, pou-

vaient avoir de l'importance au début, quand il s'agissait
d'établir la coïncidence du diabète et de la gangrène, mais
ils ne peuvent être d'aucun secours à qui veut aller plus
loin dans l'étude de la question. Nous n'avons pu trouver
(en dehors des faits dont nous avons déjà parlé) que
soixante observations contenant des détails quelque peu
circonstanciés sur l'état de la santé avant l'accident, encore sur ce nombre en est-il vingt-deux qui ne renferment
aucun renseignement sur le genre de vie et le régime anté-
rieurement suivi.

Dans quinze ou seize autres cas, le diagnostic de l'alcoolisme antérieur est certain, soit que l'auteur de l'observation l'indique, (Leudet, Halpayn, Ladevèze, Cruveilher, Billiard de Corbigny), soit que quelques détails
permettent de l'affirmer. Plusieurs malades étaient res-
taurateurs, marchand de vins, vignerons, ayant l'habitude
de profiter largement du produit de leurs récoltes (Durand-
Fardel), ou ayant toujours bu, depuis leur enfance, d'une
façon absolument anormale (Leoty). D'autres avaient
l'habitude de faire des excès tous les lundis (Leoty). Tel
officier supérieur avait toujours présidé la table des offi-
ciers à cause de sa belle contenance à table (Alquié et Gi-
melle) ; tel autre assiste à de fréquents et copieux repas
d'entrepreneurs (Nélaton); celui-là, après avoir largement
vécu de la vie de Paris, est resté vieux garçon, et il abuse
encore, à 60 ans de tous les plaisirs qu'il peut se procurer
dans le village où il s'est retiré (Dionis des Carrières).

Quant aux autres malades, il est plus difficile d'affirmer
chez eux l'intoxication éthylique. Cependant, pour beaucoup nous trouvons indiquée une vie agitée et violente;
presque tous ont présenté une soif intense depuis l'éclosion du diabète, mais les auteurs ne nous renseignent pas

tous sur la nature des boissons qui ont été absorbées.
Néanmoins Favrot nous décrit un directeur de théâtre
usant et abusant des vins de Champagne ; Goudouin, un
cultivateur normand qui a toujours un pot de cidre sur sa
table de nuit; Frank, un malade qui boit du vin sans
ménagement, et arrive rapidement à boire 26 litres par
jour ; Lizé (du Mans) un de ses clients, à qui tous les vins
sont bons, mais qui ne boit que du vin. Parmi les autres
malades, plusieurs vivaient très largement, disent les médecins qui les ont observés.

Dans quelques observations fort rares, on a noté, l'absence d'habitudes alcooliques antérieures ; mais, dans ces
cas, tantôt il s'agit d'un vieillard de 80 ans (Alquié), tantôt d'une femme qui a un abcès simple et sans gangrène,
tantôt d'un syphilitique (Dionis des Carrières) ou d'un
malade, atteint de lésions du pied après être resté longtemps debout, et avoir fait de longues marches (Demarquay). Quant aux eschares développées rapidement chez
un malade cachectique, observé par M. Gallard, nous
nous contenterons de dire que, à notre avis, Franconneau-
Dufresne et Marchal, qui reproduisent l'observation, se
sont trop hâtés d'en faire un exemple de gangrène diabétique. M. Gallard, à notre avis, avait probablement raison
en doutant de cette étiologie, et ces eschares s'expliquent
tout naturellement par une pression prolongée chez un
malade cachectique.

Enfin parfois il s'agit d'un phlegmon simple, sans complication gangréneuse d'aucune sorte, s'accompagnant à
peine, après l'ouverture de l'abcès, de l'issue de quelques
filaments de tissu conjonctif sphacélés, comme dans les
observations publiées par Fritz et par Horteloup.

Nous trouvons donc l'alcoolisme chez presque tous les

malades, porteurs de lésions nécrobiotiques, et, quand il
n'existe pas, ces malades sont généralement des vieillards.
Ces deux catégories se rapprochent par un point anatomique qui nous paraît essentiel en cette question : les lésions vasculaires, et les troubles circulatoires qui en sont
la conséquence. Mais le diabète à lui seul paraît produire
fréquemment des lésions inflammatoires et suppuratives,
peut-être de plus longue durée que chez un individu sain.

Du diabète consécutif. — C'est une question qui a été
souvent mise en avant, et qu'il nous paraît nécessaire
d'examiner attentivement, avant d'étudier théoriquement
la pathogénie du diabète.

Tous les faits publiés sous le titre de gangrène, d'anthrax
diabétique, sont-ils véritablement dus au diabète? Ne
sont-ils pas plutôt des accidents initiaux en ce sens qu'ils
seraient le point de départ de tous les accidents consécutifs,
et que le diabète ne serait produit qu'à leur occasion? ou
bien ne seraient-ils que le point de départ d'une glycosurie passagère qui en aurait imposé pour un diabète antérieur? Telles sont les questions que quelques médecins
se sont posées, dès le début des recherches sur cette classe
des accidents diabétiques.

M. Charcot, dans la Gazette Hebdomadaire (1860) ne se
borne pas à poser la question. Il la croit résolue dans le
sens du diabète consécutif. Il reproduit les observations
anciennes de Prout, Franck, Duncan, dans lesquelles les
les malades avaient toujours été bien portants avant l'é-
closion des accidents. Malheureusement il n'existait pas
d'examen antérieur des urines, et la certitude ne pouvait
exister. Le même reproche peut être adressé à l'observation
publiée peu après par Vulpian et Philippeaux. Du reste

ils reconnaissent eux-mêmes cette lacune. Dans la majorité de ces observations, les malades n'étaient atteints que d'anthrax, c'est-à-dire d'accidents observés souvent au début du diabète, et, par conséquent, il n'est pas étonnant que le diabète, cette maladie si souvent méconnue, surtout il y a quelques années, n'ait pas été notée avant leur apparition. Depuis lors, les cas se sont multipliés. La loi de coexistence du diabète et de l'anthrax est si généralement reconnue que les urines de tout malade porteur d'anthrax sont examinées. On constate bien rarement la glycosurie sans retrouver quelque symptôme ancien, souvent mal accusé, il est vrai; diminution des forces, augmentation insensible de la faim et de la soif, et des mictions, fétidité de l'haleine (acétone). Cependant, dans quelques cas, une glycosurie passagère pourrait exister; c'est du moins ce que s'est efforcé de démontrer le docteur Morin (Thèse de Paris, 1872). Mais ces faits sont exceptionnels. Quand le malade n'est pas diabétique, on ne trouve pas de glycosurie. L'anthrax est donc un symptôme du diabète, et souvent un symptôme important, mais il n'est pas la cause de la maladie.

Ce qui a été dit pour l'anthrax a été également répété pour les autres formes du sphacèle : gangrène sèche ou humide, phlegmon diffus. Remarquons d'abord que la gangrène sèche est exceptionnelle dans le diabète. La gangrène humide est celle qu'il produit le plus ordinairement, et probablement même toujours. Cette règle est si vraie que Démarquay rangeait ces deux formes dans deux classes étiologiques absolument distinctes. Pour lui, quand une cause spéciale ne la produisait pas (l'ergotisme, par exemple), la première était toujours une gangrène sénile, et nous n'avons pas hésité à rapporter à la vieillesse une des observations de Marchal ; la seconde au contraire tenait toujours à une cause diathésique (diabète, alcoolisme, etc.).

Quand une gangrène humide s'accompagne d'une glycosurie passagère, — car nous ne croyons pas qu'elle puisse amener la production d'un véritable diabète persistant, — il faut se demander si ce n'est pas un cas de diabète intermittent. S'il ne s'agit pas d'un fait de cet ordre, il est de la plus haute importance de faire faire une analyse attentive des urines. Voici en effet un cas que nous avons eu l'occasion d'observer dans le service de M. le professeur Guyon, et dont notre excellent ami et collègue Féré a bien voulu nous communiquer l'observation.

Un alcoolique a les parties molles du dos du pied enlevées, en forme de lambeau ovalaire adhérent en dedans, par une roue de voiture. Ces parties se mortifient, la gangrène s'étend, et nécessite l'amputation sus-malléolaire par le procédé Guyon. Dès que la gangrène a commencé à paraître, on a examiné l'urine ; elle ne renfermait pas de sucre. Le lendemain un nouvel examen a été fait avec la liqueur cupro-potassique et un abondant précipité fut obtenu. M. Guyon pria M. Méhu de faire l'examen des urines. Le saccharimètre révéla l'absence complète de sucre. A ce propos M. Méhu fit remarquer que les urines avaient donné un précipité à cause de la présence, dans leur intérieur, de bilirubine qui, à l'état normal, du reste, ne réduit pas la liqueur cupro-potassique.

Il aurait eu l'occasion de constater des réactions analogues chez plusieurs malades également porteurs de lésions escharotiques, et dont le foie devait mal fonctionner, puisque leur urine contenait de la bilirubine, produit de la sécrétion hépatique, qui ne doit pas y exister à l'état normal.

Est-ce un trouble de la nutrition intime se produisant sous l'influence du choc traumatique et de l'ébranlement nerveux consécutif, ou à cause de la résorption des matières putrides qui se développent dans les points gangrénés?

Nous ne pouvons faire que des hypothèses vagues sur le mode de production de ces troubles urinaires. En effet, nous ne savons pas quelle est l'altération de la bilirubine. Notre malade était un alcoolique dont le foie devait mal fonctionner, comme celui de tous les vieux buveurs. L'altération de la bilirubine pourrait tenir à l'exagération des troubles hépatiques par l'arrivée dans son parenchyme des matériaux putrides que le sang lui apportait de la plaie.

Malheureusement nous n'avons pas eu connaissance des observations des malades dans l'urine desquels M. Méhu auraitdéjà noté cette réaction anormale et, par conséquent nous n'avons pu vérifier, par un plus grand nombre de faits, l'hypothèse que nous venons d'émettre sur le rôle joué par le foie.

Au point de vue de l'influence du diabète sur la production des gangrènes, une conclusion plus importante nous paraît pouvoir être tirée de ce fait. Il faut tenir dans la plus grande suspicion toute observation dans laquelle l'examen de l'urine n'a pas été fait avec des moyens plus parfaits que la liqueur de Bareswill, et même tout cas dans lequel le dosage du glycose au saccharimètre n'a pas été fait. Dans la majorité des observations que nous avons recueillies, les procédés employés pour l'analyse ne sont pas indiqués, et les dosages sont exceptionnels. Les observations de M. Cruveilher (Société de chirurgie, 1867) nous paraissent absolument analogues à celles que nous venons de résumer. Peut-être même plusieurs de nos malades devaient rentrer dans cette catégorie (obs. I, VI).

D'après ce fait, tous les cas publiés comme diabète consécutif à la gangrène, comme glycosurie intermittente dans le même cas, et même beaucoup de ceux qu'on attribue au diabète, sans que l'on soit sûr de son existence antérieure, et sans que la mort rapide ait permis de le voir évoluer, pourraient très bien, à notre avis, n'être que des troubles urinaires de cet ordre.

PATHOGÉNIE.

Nous désirons, en terminant, indiquer dans un court chapitre, dans quelles conditions, à notre avis, les gangrènes diabétiques se développent, étant données les conditions étiologiques que nous avons indiquées.

Nous pourrions diviser les faits observés en deux catégories, suivant que les phénomènes morbides se seraient développés d'une façon tout à fait spontanée, du moins en apparence, ou qu'ils auraient eu une action traumatique pour point de départ. Mais, sauf les cas d'anthrax, le traumatisme est fréquent quoique sa gravité soit très variable.

Pour que les tissus se gangrènent, il est absolument nécessaire (sauf les cas d'altération toute spéciale du sang) que la circulation soit suspendue à leur intérieur. Les troncs vasculaires du membre sont souvent libres, nous dira-t-on, et sans coagulum, dans les cas de gangrène, mais il a dû y avoir des arrêts de circulation dans les capillaires du point sphacélé, avant que la mortification ne se soit produite.

L'attention a été trop vivement attirée dans ces dernières années, sur des embolies capillaires causées par des corps absolument microscopiques, pour que la possibilité d'oblitération primitive des capillaires, sans lésions des gros vaisseaux, puisse paraître douteuse à aucun médecin. Nous nous contenterons d'indiquer les embolies graisseuses dans les fractures, et dans le coma diabétique (Sunder et Hamilton), et bactéridiennes dans le charbon.

Or, un arrêt de la circulation, dans un capillaire comme dans un gros vaisseau, ne peut être causé que par une lésion du sang ou une lésion des parois vasculaires.

Les lésions du fluide sanguin qui peuvent la permettre sont celles que l'on a réunies sous le nom d'inopexie.

C'est une tendance spéciale à la coagulation que présente le sang dans quelques conditions morbides.

Or cette altération n'existe pas dans le diabète ; toute plaie chez eux saigne d'une façon tout à fait exceptionnelle. Cette tendance est si considérable qu'en vue d'une hémorrhagie, qu'il craignait de ne pouvoir arrêter, M. Verneuil proposait à la Société de Chirurgie (1866) de ne pas faire d'incision dans les phlegmons diffus diabétiques. Depuis lors, cette hémostase, difficile à la suite des traumatismes ou des opérations, a été notée en maintes circonstances. Nous la trouvons dans un cas d'arrachement du pied chez un vieillard de 61 ans que M. Verneuil a bien voulu nous communiquer.

Cette tendance à l'hémorrhagie est affirmée par M. Polaillon dans son rapport sur le mémoire de M. Maunoury (Société de Chirurgie, 1879). Il publie un cas qui lui est personnel, d'hémorrhagie à la suite de l'ablation d'une tumeur parotidienne bientôt suivie de mort. M. Maunoury eut de la peine à arrêter l'hémorrhagie pendant l'ablation d'un épithélioma de la bouche, malgré l'emploi de nombreuses ligatures et du thermo-cautère. Il rapporte que dans le cas publié par M. Verneuil (Sur une série de 27 grandes amputations. — Arch. gén. de méd.) : mort en quarante-cinq heures après une amputation de jambe, il fallut lier un grand nombre d'artérioles, et cependant l'hémorrhagie continuait en nappe.

Enfin il publie une intéressante observation de M. Lemoinne : une femme diabétique eut, pendant sa grossesse, cinq métrorrhagies extrêmement abondantes, sans lésion anatomique appréciable, sans insertion vicieuse du placenta, sans cause traumatique connue.

Nous avons en observation, dans le service de notre maître Dujardin-Beaumetz, un diabétique maigre, sobre, qui n'a jamais eu d'anthrax ni de furoncle. Il rendait 8 litres d'urine par jour, à son entrée à l'hôpital, contenant 700 gr. de sucre. Le régime fit descendre le chiffre de son urine à 4 litres et son sucre à 230 gr. Il n'en continue pas moins à avoir, tous les huit jours environ, une abondante éruption purpurique confluente surtout aux membres inférieurs, où elle forme parfois des placards de l'étendue de la paume de la main.

On sait également que la rétinite diabétique est constituée par une congestion généralisée de la rétine, et des hémorrhagies multiples.

Les lésions vasculaires existent-elles dans le diabète, puisque le sang n'est jamais atteint d'inopexie ?

Marchal avait compris la nécessité de cette lésion, il ne fait que glisser sur l'idée de l'imbibition des tissus par le sang chargé de sucre comme cause de gangrène, et il insiste sur une *diathèse inflammatoire portant sur la membrane interne des vaisseaux*. Musset croit aussi à une certaine altération vasculaire, mais il l'attribue, sinon au diabète, du moins à une prétendue lésion nerveuse que produirait simultanément le diabète et cette altération. Mais nous ne connaissons pas plus ses lésions vasculaires du diabète, que ses lésions hépatiques ou nerveuses. On a prétendu, à cause des analogies chimiques du glucose et de l'alcool, qu'il devait y avoir, dans le diabète, des lésions vasculaires analogues à celles de l'alcoolisme ; mais cette hypothèse n'a été anatomiquement vérifiée par personne.

Ainsi donc, aucune des deux conditions nécessaires pour la production des gangrènes, ne se trouve réalisée dans le diabète. Cependant le sang est altéré : il contient du sucre qui change ses qualités chimiques et altère ses propriétés vitales, et, par conséquent, la nutrition intime des tissus doit se faire dans de moins bonnes conditions que chez l'individu sain. Ce sont là d'excellentes conditions pour le développement d'inflammations torpides, évoluant d'une façon anormale, sans être proportionnées à l'intensité de leur causes. Ce fait doit jouer un certain rôle dans l'évolution des tubercules chez les diabétiques.

Dans l'alcoolisme, au contraire, la seconde de ces deux conditions existe : les lésions vasculaires sont constantes générales ; elles portent sur toute l'étendue du système circulatoire ; elles se caractérisent là, comme ailleurs, par la production anormale du tissu fibreux, et la tendance à la sclérose. Ces lésions suffisent, dans un grand nombre de cas, à produire des troubles nutritifs graves, comme l'ont montré Demarquay, Péronne et d'autres chirurgiens, et qui sont tous du type de ceux que, avant eux, on attribuait uniquement au diabète.

Un point remarquable, dira-t-on, dans les gangrènes diabétiques, est l'absence absolue de troubles circulatoires, de coagulum dans les troncs nourriciers. Mais ces troubles, nous l'avons vu, peuvent exister sans porter sur les grosses artères; les vaisseaux les plus voisins du point malade, les capillaires peuvent seuls être atteints. Du reste, l'absence de lésions des gros vaisseaux n'est pas aussi constant qu'on le croyait. Des caillots étendus dans les vaisseaux de gros calibre ont été notés par MM. Potain et Musset. Dans deux de nos observations, il en existait de fort manifestes: dans l'une, les vaisseaux plantaires étaient pris, dans l'autre, l'artère tibiale postérieure.

Nierons-nous pour cela l'influence du diabète? Non. Un diabétique nourrit mal ses tissus avec son sang glycémique. Le moindre traumatisme est suivi de phénomènes inflammatoires. Cette inflammation est bien plus facile encore si les troubles vasculaires de la vieillesse ou de l'alcoolisme s'unissent aux altérations sanguines du diabète; alors l'inflammation est inévitable, et, sous l'influence de l'athérome, des coagulations se produisent; le phlegmon simple devient diffus, et revêt rapidement le type gangréneux; l'érysipèle recouvre de plaques de sphacèle les téguments; la gangrène humide, inflammatoire, est constituée.

L'alcoolisme joue donc un double rôle. Il trouble la nutrition des tissus du diabétique déjà mal nourris, et il conduit rapidement au sphacèle les phlegmasies simples du diabétique.

Girou.

CONCLUSIONS.

1° Le diabète crée une prédisposition toute spéciale aux gangrènes des membres.

2° Cette prédisposition paraît surtout marquée chez les diabétiques graves.

3° Pour que la gangrène se produise, certaines conditions paraissent nécessaires :

a) Une cause traumatique est fréquente, quoique souvent le traumatisme soit très léger.

b) La vieillesse y expose d'une manière toute particulière.

c) L'alcoolisme existe chez la plupart des diabétiques jeunes atteints de lésions gangréneuses.

4° La gangrène ne paraît donc se produire chez les diabétiques que s'ils sont dans les conditions où se développent ordinairement des lésions vasculaires.

5° Ces lésions ont été notées dans un grand nombre de cas, et doivent être toujours recherchées.

OBSERVATIONS

OBSERVATION I. — Piqûre du pouce. — Phlégmon diffus à marche rapide. — Mort en trente-six heures. (Personnelle.)

Recordet (Georges), âgé de 65 ans, ébéniste, se fait, dans la journée du mercredi 19 novembre 1879, avec un éclat de bois, une piqûre légère au niveau de la seconde phalange du pouce droit. Il continue à travailler, en se bornant à appliquer sur son doigt des cataplasmes, toutes les nuits, quoi qu'il n'y éprouve aucune douleur.

Le dimanche, un médecin lui conseille le repos et l'emploi permanent des cataplasmes.

Le lundi 24, il se présente à la consultation avec un panaris peu intense, limité aux deux phalanges du pouce droit. Il en souffre peu, n'a pas de fièvre ; la plaie, longue de 1 centimètre environ, superficielle, est située sur la face palmaire de la phalangette du pouce. Les bords sanieux, écartés, sont d'une coloration grisâtre. Une phlyctène existe sur la face dorsale du pouce. Recordet prétend n'avoir jamais été malade, avoir un excellent appétit ; il avoue avoir une soif très vive, mais il se défend très vivement d'être alcoolique. Il est admis à l'hôpital Saint-Antoine, salle Saint-Barnabé, n° 20, dans le service de M. Benjamin Anger.

Il passe toute la journée debout, paraît très content, et mange avec un excellent appétit. Vers 5 heures, ses voisins lui font remarquer (car il n'en souffre pas), que le dos de la main droite est légèrement œdématié et présente une teinte brune des téguments.

A 10 heures du soir, subdélirium consistant presque uniquement en un délire professionnel, sans délire d'action.

A 3 heures du matin, le délire s'accentue, devient plus violent. Le malade se lève plusieurs fois et cherche à s'enfuir.

Le lendemain, à 9 heures du matin, le délire présente les mêmes caractères, mais avec plus de calme. Le malade répond mal aux question qu'on lui pose. La peau est fraîche, le pouls peu fréquent (90 pulsations), mais très petit, et à peine perceptible. Le malade a de l'incontinence d'urine depuis le milieu de la nuit. Temp. ax., 36,4.

Etat local. — La face dorsale du pouce a une teinte noire surtout marquée à la partie supérieure. A la face palmaire, la plaie présente le même aspect terne et grisâtre que la veille. Tout autour d'elle, l'épiderme est décollé.

Sur la face palmaire de l'avant-bras, et sur le tiers inférieur de la face interne du bras se trouvent des plaques noires, molles, ecchymotiques, presque complètement anesthésiques et confluentes. Elles sont recouvertes de larges phlyctènes à sérosité louche, dont plusieurs sont déjà rompues. Des phlyctènes analogues se voient sur le bord radial du pouce ; les dernières, en remontant vers la racine du membre, ont le volume d'un petit haricot, et forment un chapelet dans le pli du coude.

Sur la face dorsale de l'avant-bras, et sur le bras, au-dessus du point où s'arrêtent les taches ecchymotiques, existe un empâtement mou et même subfluctuant en certains points. Mais la peau de toute cette region est pâle, froide, nullement phlegmoneuse, quoique l'empâtement du membre soit tout à fait comparable à celui qu'on observe dans le phlegmon diffus.

L'aisselle est libre. On n'y sent ni corde dure formée par les vaisseaux, ni adénite. Une large incision est pratiquée sur la face dorsale de l'avant-bras, en un des points présentant la fluctuation la plus nette. Il s'écoule par l'ouverture seulement quelques gouttes de sérosités teintée de sang.

Examen des urines. — Elles sont foncées, troubles, et laissent par le repos se former un dépôt peu abondant. Il n'y a pas d'albumine. La liqueur de Bareswill est réduite rapidement et très nettement. L'incontinence d'urine empêche de doser le sucre excrété dans la journée, mais la réduction complète et rapide de la liqueur peut faire présumer qu'elle renferme une grande quantité de glycose. Aucun renseignement ne permet de fixer le début de la glycosurie. Une phymosis inflammatoire rend probable l'existence antérieure de l'altération des urines. La femme du malade n'a pas remarqué de polyurie ou de polydipsie, mais elle affirme des habitudes alcooliques.

Traitement. — Potion à l'extrait de quinquina. Vin de Bagnols. Large cataplasme enveloppant tout le membre.

4 heures du soir. — Le délire continue plus tranquille. Le malade prononce perpétuellement quelques mots inintelligibles, mais il ne cherche plus à se lever.

Interrogé, il répond par des monosyllabes ou des membres de phrases ne se rapportant pas aux questions qui lui sont adressées. La peau est froide. T. ax., 36,2. Le pouls, très faible, est trop rapide pour être compté. La respiration est stertoreuse (60 mouvements à la minute). L'œdème de la main et de l'avant-bras a encore augmenté. Toutes les phlyctènes sont rompues sauf celles du pli du coude. Les taches brunes de la face palmaire de l'avant-bras ont une teinte encore plus foncée que le matin, et se sont réunies en une seule plaque noire, molle, humide, dont la piqûre ne paraît pas être perçue par le malade. L'œdème a gagné tout le bras, l'épaule, la face antérieure du thorax, jusqu'au milieu de la clavicule droite. Il s'arrête en bas, au niveau du bord inférieur de la paroi antérieure de l'aisselle. Là, comme au bras, il présente la rénitence du phlegmon diffus, mais la rougeur et la chaleur des téguments y font aussi défaut.

L'incision, faite le matin, a donné issue à quelques gouttes de sang. Au niveau de la partie postérieure du coude est une tumeur fluctuante, grosse comme le poing. Une ponction exploratrice en fait sortir quelques cuillreées d'un liquide séro-sanguinolent.

5 heures du soir. — Coma, augmentation de l'œdème de la paroi thoracique.

6 heures et demie. — Mort.

Nécropsie le 27, à heures 8 du matin, trente-huit heures après le décès. Le cadavre ne présente plus de rigidité cadavérique, mais il n'offre pas encore trace de putréfaction.

Membre supérieur droit. — Le *pouce* présente une plaie palmaire superficielle, dépassant à peine les couches profondes du derme. Les phalanges sont absolument saines.

Le *membre* en entier a conservé l'aspect qu'il avait avant la mort. Les phlyctènes sont toutes rompues. Les incisions montrent un œdème légèrement purulent de tout le tissu cellulaire de la région. La peau est épaissie par cette infiltration. Les muscles, fortement décolorés, ternes, friables, sont gorgés de sang. Des plaques noires, ecchymotiques, de la face palmaire, s'écoule, quand on les divise, une grande quantité de sérosité sanguinolente noirâtre. La masse fluctuante, située à la face postérieure du coude qu'on avait incisée pendant la vie, était la bourse séreuse olécrânienne, dont les parois distendues sont encore imbibées de sang.

Il n'existe pas de lésion des os ni des articulations. Les vaisseaux axillaires et sous-claviers (veines et artères) ne présentent ni thrombose, ni embolies, ni athérome considérable. Les veines laissent s'écouler une grande quantité de sang noir, sans aucune trace de coagulum post mortem.

L'œdème s'étend, sur le côté droit du thorax, jusqu'à 15 centim. au-dessus de la crête iliaque. Dans toute cette étendue, surtout sur les parties latérales, existent de larges phlyctènes présentant le même aspect que celles du bras, le matin de la mort. Rien de semblable n'existait la dernière fois que j'ai vu le malade. Elles ont donc dû se développer pendant la dernière heure de la vie. Le grand et le petit pectoral sont les seuls muscles de la paroi thoracique déjà atteints. Ils sont, comme ceux du bras, et, presque au même degré qu'eux, mous, friables, infiltrés et fortement décolorés.

Le *cœur* présente des masses graisseuses, épaisses sous son péricarde viscéral. L'endocarde, dans toute son étendue, a une teinte rouge foncé qui ne disparaît pas par le lavage. Il en est de même de la tunique interne de l'aorte.

Les *poumons* sont fortement congestionnés. Le sang qui s'en écoule, quand on les incise, présente la même teinte noire que celui des membres et du cœur,

Les autres viscères sont sains.

Oᴮs. II. — Ostéite du calcanéum. — Gangrène de la peau du talon. — Phlegmon diffus. — Mort. (Personnelle.)

B... (Julie), âgée de 54 ans, journalière, entre le 22 septembre salle Sainte-Marthe, nᵒ 7, à l'hôpital Saint-Antoine.

Antécédents. — La malade a cessé d'être réglée depuis trois ans, et, depuis lors, elle a remarqué une augmentation de la soif et de la quantité des urines. Du reste, elle a depuis fort longtemps l'habitude de boire *beaucoup et du vin surtout*. Son appétit n'a pas encore augmenté. Elle a eu, il y a deux ans, des troubles gastro-intestinaux fort douloureux. Depuis lors elle a presque constamment de la dyspepsie et de la diarrhée. Mais elle n'a présenté ni hémorrhagie, ni troubles pulmonaires, ni furoncle, ni anthrax.

Trois mois avant son entrée à l'hôpital, toute la région du calcanéum gauche est devenue chaude, rouge, douloureuse. Quinze jours après le début de ces accidents qu'elle a soignés par des cataplasmes, mais sans interrompre son travail pendant le jour, un abcès s'est ouvert en bas et en arrière du calcanéum, et, par le trajet, il est sorti une petite esquille osseuse. Ces lésions ne l'empêchent pas de travailler.

Etat à l'entrée. Toute la face interne, et une bonne partie de la face inférieure de la région calcanéenne forment une plaie ulcéreuse, non bourgeonnante, suppurant très peu. Au centre de cette plaie est une plaque noire, molle, gangréneuse, de l'étendue d'une pièce de 5 francs environ. Cette eschare est encore très adhérente aux parties profondes et exhale une odeur fétide. Les bords sont recouverts d'une sanie abondante ; à leur niveau, ainsi que dans les parties voisines, on trouve des trajets fistuleux dont l'orifice cutané est également escharifié. Ils permettent au stylet de pénétrer jusqu'à l'os dénudé.

L'état général est mauvais. L'appétit est presque nul. La malade, épuisée par des alternatives de constipation et de débâcles de diarrhée séreuse, a perdu, dit-elle, beaucoup de son embonpoint.

La malade rend dans les vingt-quatre heures 3 litres d'une urine claire renfermant beaucoup de sucre.

Traitement. Eau de Vichy. Sulfate de quinine, 0,50 centigr. Viandes rôties. Pain de gluten. Cataplasmes phéniqués.

24 septembre. Même état local. Depuis hier, des vomissements abondants se produisent après le repas.

Le 30. La fièvre reprend avec une nouvelle intensité.

5 octobre. La plaie s'est étendue en haut. A son angle supérieur est un dépôt de pus séreux, se prolongeant par un trajet de 8 à 10 centimètres jusqu'au niveau de la malléole interne qui n'est pas dénudée. Drain. T. axil., 38,8.

Le 8. On enlève une large phlyctène plantaire, qui laisse à nu le derme violacé et insensible. T. axil., 38,9.

Le 9. Sur l'espace dénudé se dépose une pulpe jaunâtre n'adhérant pas aux parties profondes. La région interne, couverte de phlyctènes, est complètement anesthésiée. Le dos du pied est rouge, chaud, douloureux.

Le 10. Une eschare se forme à la plante du pied.

Le 12. Elle s'est étendue. Plusieurs trajets fistuleux partent de ses bords. La mortification des téguments s'étend jusqu'à l'articulation métacarpo-phalangienne du gros orteil. L'empâtement inflammatoire du dos du pied s'est un peu étendu. T. axil., 39,2.

Le 13. Les phlyctènes dépassent le niveau des malléoles. M. Humbert incise largement les parties malades. T. axil., 39,1.

Le 14. Le phlegmon envahit la jambe, et l'eschare plantaire arrive au bord interne du pied. T. axil., 39,2.

Le 15. Le délire a commencé pendant la nuit, et il continue encore au moment de la visite. Le phlegmon diffus s'étend jusqu'au milieu de la jambe. Les bords de l'incision, faite au bistouri, et des orifices spontanés prennent un aspect fongueux. Des phlyctènes se montrent sur la jambe. T. axil., 39,5.

Le 16. Délire permanent. Incontinence de l'urine et des matières. Mort dans la nuit.

Pendant toute la durée de ces accidents, la malade avait uriné de 2 à 4 litres d'urine dans les vingt-quatre heures, contenant de 109 à 150 grammes de glycose.

Nécropsie le 18 octobre. Épais pannicule graisseux sous-cutané. Graisse abondante dans le péritoine.

Les *poumons* et les *plèvres* ne présentent pas de lésions. Le cœur est gros et un peu gras, avec quelques plaques crétacées au niveau de l'insertion des valvules sigmoïdes de l'aorte.

Le *foie* est considérablement hypertrophié.

Les *reins*, sains extérieurement, sont parsemés de petits tubercules miliaires. Rien à la *rate*.

Pas de lésions des *centres nerveux*.

Toutes les parties molles du *membre malade* sont épaissies, congestionnées, infiltrées de sérosité purulente. Les plaques gangréneuses n'occupent que l'épaisseur du derme, sauf celle du talon qui va jusqu'au calcanéum. Celui-ci est mou, friable, se laissant facilement perforer par le bistouri et la sonde cannelée. Il est fortement congestionné en certains points, tandis que les parties voisines sont pâles, décolorées, avec de petites esquilles déjà détachées et baignées de pus.

Obs. III. — Gangrène spontanée du gros orteil. — Extension de la gangrène à la jambe. — Mort (Personnelle).

G... (Charles), âgé de 62 ans, entre dans le service de M. B. Anger, suppléé par M. Humbert, le 11 septembre 1879 (salle Saint-Barnabé, 56, à l'hôpital Saint-Antoine).

Antécédents. — Le malade dit n'avoir jamais eu aucune maladie. L'alcoolisme n'a pas été recherché parce que le malade a été observé par nous avant le début de nos études sur les accidents diathésiques. Depuis six mois seulement il a noté une augmentation très considérable de ses urines. Depuis deux mois il se sent très fatigué et a une soif vide. L'appétit est excellent sans exagération. Il tousse un peu, mais ne présente pas d'autre trouble viscéral. Il n'a ni furoncle, ni anthrax, ni cataracte. Il n'a pas maigri depuis le début de la polyurie.

État à l'entrée. — L'état général est bon. Le malade ne se plaint que de son pied gauche. Là, à la face interne de la dernière phalange du gros orteil, est une petite plaie d'apparence gangréneuse, grande comme une pièce de 50 centimes, avec sphacèle brunâtre des téguments s'étendant peu profondément. Ce point est peu douloureux spontanément, complètement insensible au toucher, et à la piqûre. Quinze jours avant son entrée, le malade aurait eu, sans avoir reçu de coup sur l'orteil, sans s'être tenu debout plus longtemps que d'habitude, un gonflement inflammatoire et douloureux de tout l'orteil qui aurait cessé au bout de trois jours après l'ouverture d'un petit abcès. Les urines sont claires, abondantes, contenant une grande quantité de sueur.

Depuis son entrée jusqu'au 1er novembre, l'état ne change pas. Sauf la bronchite qui augmente un peu d'intensité, on note à peine un léger affaiblissement du malade. L'eschare reste grise, fortement adhérente aux parties profondes, séparée par un sillon profond des parties voisines complètement saines.

Le 1er novembre l'appétit disparaît complètement, la fièvre s'allume (T. ax., 39) l'eschare s'étend de quelques millimètres en arrière, le malade souffre dans tout le pied d'un empâtement rouge, mou, ne s'accompagnant pas de chaleur des téguments.

Cet état se continue les jours suivants sans aucun changement appréciable.

Le 5. L'orteil est noir, complètement dépourvu de son épiderme, soulevé par des phlyctènes qui se sont formées dans la journée du 4, et qui se sont rompues avant la visite. L'eschare s'est étendue vers le premier métatarsien. L'ongle a pris une teinte noire générale, surtout marquée en dedans.

Une plaque ecchymotique, molle, recouverte d'une phlyctène sanguinolente occupe la moitié interne de la plante du pied, tout son bord interne jusqu'au voisinage de la région dorsale. Une autre phlyctène siège sur le dos des pieds, des phlyctènes, pleines de sérosité claire, occupent le cou-de-pied ; d'autres, sanguinolentes, occupent la malléole interne, et le tiers moyen de la jambe. La sensibilité des points ecchymotiques est conservée. Dans leur intervalle, la peau est œdématiée, non phlegmoneuse. Le malade éprouve des douleurs dans toute l'étendue du membre.

Il n'a pas de fièvre (37,2), mais l'abattement est très grand. Le pouls très petit, est fréquent. La quantité des urines est notablement diminuée. Le malade mange et boit à peine. Traitement : cataplasmes, potion opiacée.

Le 6. Même état général. Les phlyctènes augmentent de volume, toutes sont remplies d'un liquide trouble.

Le 7. Les phlyctènes sanguinolentes l'avant-veille sont rompues et laissent à nu le derme noirâtre et infiltré. Les autres sont devenues sanguinolentes ; de nouvelles phlyctènes se sont produites dans la région atteinte le premier jour, mais ne la dépassent pas. L'eschare du gros orteil est tombée dans la nuit. L'abattement est extrême, le pouls à peine perceptible. T. ax. 37,6.

Le 8 et jours suivants. L'abattement augmente. Les lésions du membre augmentent sans changer le caractère. De nouvelles phlyctènes claires se forment, puis deviennent sanguinolentes, se rompent et laissent à nu une eschare noirâtre. Les points les premiers atteints se gangrènent et se joignent à la plaie de l'eschare primitive, mais il n'y a ni empâtement douloureux ni chaleur des téguments.

Le 14. Subdelirium. T. ax., 37,4.

Le 15. Coma. Les plaques gangréneuses, devenues confluentes, occupent tout le pied et le tiers inférieur de la jambe.

Le 16. Mort. Malheureusement il y a eu opposition à l'autopsie.

Obs. IV. — Diabète ancien. — Cataracte. — Gangrène du pied. — Mort (Personnelle).

S... (Marie), âgée de 64 ans, sans profession, entre le 14 janvier 1880, salle Sainte-Marie, n° 22, à l'hôpital Necker, dans le service de M. le professeur Broca.

La malade dit avoir toujours eu un excellent appétit et une soif très vive (elle buvait de préférence du vin pur). Du reste la santé a été excellente avant ces dix dernières années.

Vers l'époque de la guerre elle a eu deux cataractes à un an d'intervalle. Elles se sont développées, dit-elle, dans l'espace de trois ou quatre mois. Depuis deux ans déjà sa soif avait augmenté et ses urines étaient devenues plus abondantes.

Depuis lors elle a maigri, elle a eu deux furoncles : un à la lèvre supérieure il y a deux ans, et un dans l'aisselle droite, en juin dernier. M. le professeur Verneuil lui donnait alors les alcalins (eau de Vichy) les fortifiants (Bagnols et vin de quinquina) et un régime spécial (pain de gluten). Elle était entrée dans son service pour un bouton qui se serait formé spontanément à la face plantaire du gros orteil droit. Elle quitta l'hôpital complètement guérie sans avoir éliminé d'esquille osseuse.

Il y a trois mois environ, il s'est développé au talon droit, sans traumatisme antérieur, une plaque noire, grande comme une pièce de 1 franc. La douleur était légère.

Peu à peu cette lésion a gagné en surface et en profondeur, malgré des pédiluves et des lotions avec de l'eau de guimauve chaude, mais sans augmentation de la douleur.

A son entrée à l'hôpital, la malade est encore très grosse, quoiqu'elle ait beaucoup maigri, ainsi que le prouvent les récits de la malade, et les rides nombreuses de ses téguments. L'appétit est très modéré, la soif insatiable. La malade n'a ni toux ni crachats, mais elle souffre d'un coryza chronique à sécrétions épaisses et abondantes, la forçant à respirer par la bouche. Mais il n'y a ni fièvre, ni céphalalgie, ni troubles circulatoires. La malade rend tous les jours 3 litres et demi d'une urine claire, spumeuse, contenant 50 grammes de sucre par litre. Les artères sont légèrement athéromateuses.

A la face postérieure du talon gauche, empiétant un peu sur sa face inférieure, existe une plaque noire, vide, déprimée en godet, arrondie, complètement anesthésique, dépassant un peu les dimensions d'une pièce de 5 fr. Les tissus qui l'avoisinent sont sains, sans anesthésie, ni hyperesthésie, sans trace d'inflammation éliminatrice; mais un sillon semble commencer à se former tout autour de la plaque gangréneuse. Un empâtement inflammatoire, avec fluctuation manifeste, occupe la masse musculaire du gros orteil droit; sur la face dorsale des rougeurs diffuses recouvrent les deuxième et troisième métatarsiens et présentent trois orifices qui se seraient ouverts spontanément, il y a six mois, au dire de la malade.

La ponction de la masse latérale donne issue à du pus épais, mêlé de sang. Les plaies sont pansées avec de l'huile phéniquée. Le membre repose sur un coussin; le pied déborde légèrement pour qu'aucune pression ne s'exerce sur le talon. La malade prend de l'eau de Vichy.

Le 20. Le sillon d'élimination paraît un peu plus profond. Un petit orifice s'est ouvert dans le voisinage des autres, sur la face dorsale du pied droit. L'orifice de la ponction donne issue à peu de pus, mais n'a pas de tendance à se fermer.

Le 23. Les lésions se sont légèrement aggravées; la malade se décide à rester couchée toute la journée. On lui donne une potion à l'extrait de quinquina.

Le 25. Les deux pieds sont complètement œdématiés, sans aucune douleur. La malade se plaint d'une grande oppression, quoiqu'elle ne présente que quelques râles de bronchite dans la poitrine.

Le 26. Au niveau de la face externe du pied droit, la plaie s'est étendue à toute la longueur du bord du pied jusqu'au niveau de la malléole. Traitement : extrait thébaïque, 0,05 centigrammes.

Le 27. La plaie, formée la veille, est recouverte par une membrane escharotique, noire, sèche, supportée par des parties molles subfluctuantes. Comme l'eschare talonnière, dont elle a trois ou quatre fois l'étendue au moins, elle est entourée d'une zone inflammatoire étroite, rouge, légèrement douloureuse. La pression, exercée au niveau de l'eschare, est complètement indolore.

Le pied gauche est légèrement œdématié, mais ses lésions ne se sont pas étendues.

Le 28. Même état local, mais affaiblissement extrême. Le soir, respiration stertoreuse ; œdème des deux jambes. T. axil., 37,1.

Le 30. L'affaiblissement continue. La malade n'a pas uriné depuis vingt-quatre heures. Le cathétérisme permet de retirer un litre d'urine foncée, d'odeur ammoniacale, contenant 64 grammes de sucre et des traces d'albumine.

Le 31. Mort.

Nécropsie trente-six heures après la mort. Les poumons sont presque complètement sains. On n'y trouve ni congestion, ni hépatisation, mais ils renferment deux petites masse dures, grosses comme une noisette, blanchâtres, fibreuses, criant sous le scalpel.

Le foie est congestionné. Les reins sont sains, sauf la présence, en un d'eux, d'une induration analogue à celle du poumon. La rate et le pancréas sont sains.

Au-dessous de l'eschare du pied, couche noire, sèche, mince comme une feuille de papier, existe une masse grise, molle, friable, infiltrée de sérosité, complètement mortifiée, occupant toutes les parties molles jusqu'au périoste, et comprenant les tendons et les artères oblitérées. Les parties voisines ne présentent rien de particulier. Les os paraissent sains.

Le pied du côté opposé présente un abcès à pus foncé, dans les masses musculaires du petit orteil, mais il n'y a pas de lésions osseuses.

Obs. V. — Alcoolisme. — Glycosurie. — Anthrax de la nuque. (Obs. inédite communiquée par notre excellent collègue et ami Rouxeau).

Cl... (Jules), âgé de 41 ans, cordonnier, entre le 3 juillet 1879 salle Saint-Christophe, nº 10, dans le service de M. le Dʳ Périer, à l'hôpital Saint-Antoine.

Le malade ne se connaît aucun antécédent morbide, mais il fait de nombreux excès alcooliques, au moins tous les lundis, toujours avec du vin pur, et, depuis son enfance, il boit toujours au moins trois litres d'eau rougie à chaque repas. Il a toujours eu un excellent appétit. Il a engraissé de bonne heure. A 35 ans, il pesait 200 livres. Il est actuellement gros et court, pèse 195 livres et a toujours soif.

Il y a quinze jours environ, il s'est formé dans la région de la nuque un bouton qu'il n'a pas écorché, mais qu'il a lavé avec de la salive, sur lequel il a mis des cataplasmes, et, quatre jours après, une pommade irritante qui l'a beaucoup fait suppurer.

C'est un énorme anthrax de la nuque.

4 juillet. On l'incise en croix et on y pratique un large badigeonnage à la teinture d'iode. Le malade rend 95 gr. de sucre par jour, 38 par litre.

Le 10. 2 litres 600 gr. d'urine, 76 gr. 5 de sucre.

Le 21. 1   —   —   14 — 50   —

Le 28. Le malade sort guéri. La glycosurie persiste, mais considérablement atténuée.

OBS. VI. — Alcoolisme. — Diabète. — Fracture compliquée de jambe. — Phlegmon diffus (Inédite, communiquée par notre excellent collègue et ami Rouxeau).

S... (Joseph), âgé de 34 ans, brasseur, d'un tempérament vigoureux, entre le 22 janvier 1880 à l'hôpital Necker, salle Saint-André, n° 8, dans le service de M. le professeur Guyon.

Le malade vient de se faire une fracture de la jambe gauche en tombant de la hauteur du deuxième étage. Une plaie, longue de 6 centimètres, communique avec le foyer de la fracture. Les fragments font une légère saillie entre les lèvres de la plaie. A son entrée (3 heures du soir), on applique un pansement de Lister, après avoir pratiqué une ligature avec du catgut, et avoir rapproché les bords de la plaie avec des points de suture.

Le lendemain 23, le point de suture le plus bas et le plus élevé (le plus rapproché de la fracture) sont enlevés. On met un appareil platré.

Le 24. Les autres points de suture sont enlevés. Pendant les jours suivants, la plaie a une teinte blafarde; la réduction se maintient mal; on applique une pointe de Malgaigne. Dès lors, la jambe commence à se tuméfier et à présenter des caractères phlegmoneux.

Le 28. La plaie est prolongée par une incision verticale, sur laquelle on en fait tomber une seconde perpendiculaire. Dans la soirée, le pansement est changé. On fait une injection dans le foyer. Les bords de la plaie sont tuméfiés; elle a une teinte blafarde, exhale une odeur fétide, et le gonflement du membre a encore augmenté.

Le 29. Les mêmes symptômes s'accentuent.

Le 30. Au matin, la jambe est de plus en plus tuméfiée, noire, marbrée de taches livides. Le pied, un peu refroidi, est blanc, marbré de brun. La cuisse, très tuméfiée, crépite sous la main jusqu'au niveau de l'épine iliaque. Les bords de la plaie, très turgescents, livrent passage à du pus verdâtre et à une sanie rosée fétide. Ils laissent aussi passer de nombreuses bulles de gaz qui viennent s'ouvrir à la surface du liquide.

On pratique de larges incisions à la racine du membre, pénétrant jusqu'au niveau de l'aponévrose. On trouve une infiltration considérable de pus, donnant au tissu cellulaire sous-cutané l'apparence de la pulpe d'orange. Des compresses d'eau phéniquée au 20ᵉ sont fréquemment renouvelées sur le membre, et on fait prendre au malade une potion tonique à l'alcool et à l'extrait de quinquina.

Le malade meurt à huit heures du soir.

On apprend ce jour-là seulement que le malade a depuis longtemps une soif vive, des sueurs abondantes et de fréquentes mictions. Il buvait jusqu'à 100 chopes de bière par jour. Les urines, dont on ne peut doser la quantité, contiennent 18 grammes de sucre par litre.

La température a oscillé entre 37,4 et 38,2 pendant les premiers jours. La veille de la mort, elle s'est élevée brusquement à 39,9 le matin pour atteindre 40,2 au moment de la mort.

La nécropsie est faite trois jours après le décès. On ne trouve pas de lésions des viscères abdominaux. L'artère tibiale postérieure est enflammée à partir du foyer de la fracture. Elle est augmentée de volume, et a une coloration rouge violacée ; sa consistance est accrue. Ces lésions remontent jusqu'au creux poplité.

Les parois de l'artère sont épaissies. La face interne est recouverte par un exsudat, ayant la même couleur que cette face, et agglutinant les parois du vaisseau, au point d'en oblitérer complètement la lumière sur une grande étendue. Il n'y a pas de solution de continuité du vaisseau. Les veines tibiales postérieures sont occupées, dans la plus grande partie de leur étendue, au-dessus et au-dessous du foyer de la fracture, par un caillot noirâtre qui les oblitère assez complètement, mais qui peut en être assez facilement extrait. La fracture, en elle-même, présente cette particularité, que, de son foyer, part une fêlure qui remonte assez haut sur la face interne du tibia.

Il existe une fracture de la base du crâne, atteignant la fosse cérébrale moyenne gauche, s'étendant à la portion transversale du rocher, et coupant la direction de la branche postérieure de la méningée moyenne. A ce niveau existe un caillot entre la dure-mère, et la paroi crânienne. A ce niveau aussi se trouve sur l'arachnoïde un foyer hémorrhagique assez étendu. Le malade avait eu par suite un léger écoulement sanguin par l'oreille qui avait duré de vingt-quatre à trente-six heures, mais qui ne s'était accompagné d'aucun signe de commotion cérébrale.

Obs. VII. — Diabète et alcoolisme. — Durillon forcé. — Amputation du gros orteil. Phlegmon diffus gangréneux de tout le membre. — Mort (Obs. inédite, communiquée par notre excellent collègue et ami Paul Bar).

J...., âgé de 53 ans, marchand de vin, souffrant depuis une quinzaine de jours déjà d'un durillon forcé située à la face interne du gros orteil gauche, au niveau de l'articulation métatarso-phalangienne, quand, le 25 mars 1877, il fut pris, à la suite d'une fatigue exagérée, d'accidents inflammatoires que n'arrêtèrent pas les émollients. Une ouverture spontanée se fit au niveau du durillon, mais, en même temps, le phlegmon s'étendait, gagnait en haut le niveau du cou-de-pied et en dehors le bord externe du torse. Une incision en croix du dos de l'orteil mit à nu le tendon de l'extenseur.

Le malade entre, dans cet état, à la maison de santé, dans le service de M. Cruveilhier, le 4 avril 1877. A travers les incisions, un

stylet arrive sur la première phalange et le métatarsien du gros
orteil et constate un décollement assez considérable, surtout en
dehors. Le malade est mis au repos dans une gouttière avec un
drain. On lui donne en même temps des bains de pieds.

Rien ne peut faire croire à un mal perforant ou à des troubles
trophiques. La sensibilité est parfaite, il n'y a pas de douleur spéciale. Un durillon analogue existe sur l'autre pied. A la partie antérieure de chaque jambe existent deux larges taches pigmentaires
attribuées par le malade à un traumatisme pour la jambe droite à
une fracture dont on sent encore le cal exubérant pour la gauche.

L'état général paraît bon au premier abord et la constitution vigoureuse, mais tandis que sa mère a une bonne santé, son père est
mort asthmatique ; il a eu lui-même plusieurs attaques de rhumatisme articulaire aigu ; il est *alcoolique*, a un peu de polydipsie sans
polyphagie ni amaigrissement. Son urine, très abondante (2 litres 1⟨2), contient 34 grammes de sucre par litre sans albumine.
Il n'a pas de furoncle.

10 avril. On retire le drain. Le tendon s'exfolie.

Le 25. Le malade rend 2 litres d'urine contenant 29 grammes 5
de sucre par litre. Tous les phénomènes inflammatoires se sont
calmés.

On pratique l'amputation du gros orteil en présence de M. Lucas-
Championnière, venu pour appliquer le pansement de Lister dans
toute sa rigueur.

Le 27. T. axil., 37,7. Pouls, 100.

Le 28. On enlève les fils d'argent.

2 mai. L'urine contient 40 grammes de sucre par litre. La réu
nion par première intention n'a lieu en aucun point. La plaie sup-
pure abondamment ainsi que le trajet de l'incision, malgré une
cautérisation au chlorure de zinc. Un ganglion de l'aine est engorgé.
T. axil., 38,4.

Le 9. L'emplacement du premier drain présente un nouveau
décollement qu'on draine. La partie du métatarsien qui persiste est
dénudée.

Le 15. La suppuration est très abondante et fétide. Des fusées
purulentes se prolongent en dehors. Une légère hémorrhagie vei-
neuse se produit pendant le pansement. L'état général est bon :
50 grammes de sucre par litre.

Girou.   5

Le 18. Même état. Le pansement phéniqué est remplacé par l'alcool.

Le 22. L'état général s'aggrave considérablement. Le membre inférieur, très œdématié, présente des fusées purulentes dépassant le cou-de-pied. De larges phlyctènes siègent sur le torse et sur la partie antérieure du bas de la jambe. Une eschare, grande comme une pièce de 5 francs, siège au niveau de la malléole interne. La plaie est terne, les bourgeons charnus décolorés. L'état général est en rapport avec ces lésions ; le malade s'affaiblit et devient subictérique.

Le 28. L'état général est déplorable. L'appétit est complètement perdu, quoiqu'il n'y ait pas de vomissements. L'ictère est très prononcé. Les urines, fort chargées de bile, ne contiennent plus que 80 grammes de sucre par litre. La diarrhée est abondante.

L'emphysème du membre s'étend jusqu'au milieu de la cuisse ; de vastes phlyctènes se forment, se remplissent d'un liquide sanguinolent, et laissent à nu, en se rompant, de larges plaques gangréneuses.

La suppuration séreuse est très abondante et horriblement fétide. Une énorme adénite inguinale subaiguë s'est formée du côté malade.

Le malade succombe le 29 au matin sans qu'on puisse faire son autopsie.

Obs. VIII (Communiquée par notre collègue et ami, Ch. Samson Féré).

Le nommé L... (Jean), âgé de 42 ans, loueur de voitures, est ntré le 21 septembre 1880, au n° 8 de la salle Saint-André (service de M. le professeur Guyon), à l'hôpital Necker.

Une lourde voiture lui avait passé sur le pied gauche. La roue, se dirigeant obliquement de dehors en dedans, et d'arrière en avant, avait déterminé une section assez nette de la peau, depuis le bord externe, un peu en avant de la malléole, jusque vers la partie postérieure du premier espace interdigital. Toute la peau du dos du pied, recouvrant la partie située en dehors de la section, était décollée jusqu'à la naissance des orteils ; il s'en était suivi une hémorrhagie en nappe très abondante et, pour arrêter le sang, le médecin, qui avait fait le premier pansement, n'avait rien trouvé de mieux que d'interposer, entre la peau et le métatarsien dénudé, une plaque d'amadou et de mettre le pied dans un bandage un peu serré.

Le lendemain matin, quand on enleva le pansement, le lambeau cutané était livide et froid; cet état de la peau dépassait les limites du décollement du côté du bord interne du pied. Le malade avait de la fièvre, la langue était sèche, et il paraissait très affaissé, répondant à peine aux questions. On sut rapidement, par les renseignements fournis par ceux qui l'avaient amené la nuit, que c'était un alcoolique. On examine les urines : ni albumine, ni sucre. Pansement de Lister.

23 novembre. Toute la face dorsale du pied, toute la partie antérieure de la plante avaient pris une teinte livide, et ces parties étaient froides et insensibles ; on voyait une rougeur en forme de traînée remonter jusqu'à mi-jambe, surtout à la partie interne. L'état général était des plus graves, la température dépassait 40°. On examina de nouveau les urines, et on constata qu'elles réduisaient la liqueur cupro-potassique. Il y avait même un précipité très abondant.

Les jours suivants, la gangrène fit des progrès ; tout l'avant-pied jusqu'au niveau des malléoles devint noir, et l'épiderme se détachait de la plante des pieds. L'examen des urines fut fait pendant quatre jours successivement, et on trouva toujours le même précipité. On crut qu'il s'agissait d'une glycosurie développée sous l'influence du traumatisme, mais les urines du troisième jour avaient été remises à M. Méhu, qui vint déclarer qu'elles ne contenaient absolument pas de sucre, et que le précipité qu'on obtenait était dû à la présence de la bilirubine qui, d'ailleurs, ne donne pas à l'état normal de précipité avec la liqueur cupro-potassique, mais qui en donne dans certains cas où les urines se putréfient rapidement, comme celles de notre malade. Du reste, cette réaction de l'urine disparut pour ne plus se reproduire.

La gangrène se limita peu à peu à l'avant-pied; l'état général s'améliora peu à peu; on laissa se faire l'élimination des os du métatarse. Il restait au-dessous et en avant de la malléole interne une portion de tissus sains. M. Guyon s'en servit le 30 décembre pour recouvrir la perte de substance après l'amputation sus-malléolaire. La cicatrisation, quoique lente, s'est effectuée dans de bonnes conditions, et le 24 février le malade était complétement guéri.

Obs. IX. — Mal perforant compliqué de gangrène et d'hémorrhagie chez un alcoolo-diabé ique (Obs. inédite communiquée par notre excellent ami et collègue Aimé Guinard.

M. Auguste, chantre, âgé de 47 ans, entre le 29 mars 1881 au n° 63 de la salle Saint-Louis, dans le service de M. le professeur Verneuil à la Pitié.

Les antécédents héréditaires sont absolument négatifs; on ne trouve rien dans l'histoire du malade qui puisse faire penser à l'existence d'une diathèse scrofuleuse, syphilitique ou arihritique.

Il présente des signes non équivoques d'alcoolisme (tremblements multiples, rêves caractéristiques, etc.) et il ne cherche d'ailleurs pas à dissimuler ses habitudes d'intempérance. Il a eu, il y a trois ans environ des troubles oculaires pour lesquels il est allé consulter M. le professeur Panas, qui lui a fait faire des injections hypodermiques de strychnine, et qui paraît avoir constaté une atrophie papillaire double et de l'achromatopsie.

Il y a quatre ans, le malade s'aperçut que les durillons qu'il portait à la face inférieure des gros orteils devenaient douloureux. Il continua à marcher malgré cela, et bientôt il vit survenir une tuméfaction considérable de l'extrémité interne de la région plantaire gauche. Il entre alors à l'Hôtel-Dieu où il reste une quinzaine de jours dans le service de M. le professeur Richet (cataplasmes, etc.); depuis lors il avait, au niveau du pli sous-phalango-phalangetien du gros orteil une petite plaie qui laissait suinter un peu de sérosité sanguinolente.

Le 20 mars, une hémorrhagie plus considérable se produit et se renouvelle les jours suivants. Le 25, elle dure une heure, et un médecin appelé en visite l'arrête par l'application de rondelles d'amadou.

Enfin, le 29 mars une nouvelle hémorrhagie étant survenue, le malade est apporté à l'hôpital. On constate alors l'existence d'un mal perforant sur les caractères duquel nous n'avons pas à insister ici, mais [qui presenta deux complications absolument exceptionnelles dans cette affection. C'est, d'une part, une plaque de gangrène de la largeur d'une pièce de 50 centimes, d'une odeur extrêmement fétide, et, d'autre part, ces hémorrhagies multiples qui se succèdent quotidiennement depuis une dizaine de jours.

Sur la simple constatation de ces deux faits anormaux, M. Verneuil annonce, dès le premier jour, qu'on doit en chercher la cause dans un état constitutionnel.

L'examen des urines fait à la visite du matin, ne décèle aucune trace d'albumine ni de sucre. Le malade interrogé avec soin accuse de la polydipsie et surtout une polyphagie intense et, lorsqu'on pratique l'examen de ses urines immédiatement après le repas, on obtient une réduction des plus nettes de la liqueur cupro-potassique. L'expérience, répétée plusieurs fois, montre invariablement que l'urine émise le matin au réveil est absolument normale, tandis que celle du soir contient une notable proportion de glycose. C'est donc là un cas de diabète intermittent chez un alcoolique avéré, et l'existence de ces deux diathèses rend compte des deux anomalies (gangrène et hémorrhagies) de son mal perforant.

<hr>

INDEX BIBLIOGRAPHIQUE.

ALLING. — Soc. anat., 1869, p. 476.

ANDREY. — Du diabète et de son traitement. Th. de Paris, 1869.

BALL. — Du diabète sucré. Gaz. des hôp., 1870, p. 73-77.

DE BEAUVAIS. — Balanite balano-postite, phymosis, Gaz. des hôp., 1874, p. 867-876.

BERGER. — De l'influence des maladies constitutionnelles sur la marche des lésions traumatiques. Th. d'agrég., 1875.

BOUCHARDAT. — De la glycosurie, du diabète sucré, son traitement hygiénique. Paris, 1875.

BOURGADE. — Congrès médical international. Paris, 1867.

BROUABDEL. — Etude critique des diverses médications employées contre le diabète sucré. Th. d'agrég., Paris, 1869.

CANTANI. — Du diabète sucré et de son traitement diététique. Paris, 1876

CHARCOT. — Gaz. hebd., 1861, p. 539.

CORVISART. — Soc. anat, 1847, p. 399.

COSTE. — Terminaisons du diabète sucré. Th. de Paris 1872.

CRUVEILHIER (Edouard). — Soc. de chir., 1867 (obs. communiquée par M. Verneuil). Soc. méd, chir., 1868.

DEMARQUAY. — Un. méd., 1861, t. II, p. 105. Gaz. des hôp., 1869, p. 153.

DENUCÉ. — Furoncle. Dict. Jaccoud, t. XV, p. 528.

D'OLIER. — Soc. anat., 1878, p. 489.

DUPUY. — Un. méd., 1861, t. II, p. 506.

DURAND-FARDEL. — Traité clinique et thérapeutique du diabète, 1869. Paris.

FAUCONNEAU-DUFRESNE. — Un. méd., 1859, t. III, p. 594. Gaz. hebd. 1860, p. 133.

FISCHER. — Deuts. méd. Wochenschrift, p. 4, 1870, 8 avril.

FOUILLOUX. — Gaz. des hôp., 1870.

FRITZ. — Arch. gén. de méd., 1858, t. I, p. 199, Gaz. des hôp., 1862.

GALLARD. — Bull. de la Soc. méd. légale, t. IV, 1877.

GONDOUIN. — Un. méd., 1867, t. I, p. 73.

HALPRYN. — Recherches sur l'anthrax siège gravité. Relations avec le diabète. Th. de Paris, 1872.

HOMOLLE. — Soc. anat., 1876, p. 249.

JACCOUD. — Diabète, dict. Jaccoud, XI, t. p. 245.

JORDAO. — Considérations sur un cas de diabète. Th. de Paris, 1857.

LADEVÈZE. — Quelques considérations sur la gangrène glycoémique. Th. de Paris, 1867.

LANDOUZY. — Gaz. des hôp., 1862, p. 51.

LÉCORCHÉ. — Traité du diabète, Paris, 1877, p. 319 et 332. Arch. gén. de méd., 1861, t. I.

LÉOTY. — Des plaies chez les diabétiques. Th. de Paris, 1873.

LEROUX (Henri). — Etude sur le diabète sucré chez les enfants. Th. de Paris, 1880.

LETULLE. — Soc. anat., 1877, p. 476.

LEUDET. — Clinique médicale de l'Hôtel-Dieu de Rouen. Paris, 1874, Paris, p. 269.

MARCHAL (DE CALVI). — Recherches sur les accidents diabétiques. 1863.

MARTINEAU. — Soc. anat., 1861, p. 290.

MAUNOURY et POLAILLON. — Soc. de chir., 1879, p. 755.

MIQUEL DALTON. — Th. de Paris, 1877.

MORIN. — Glycosurie passagère de l'anthrax. Th. de Paris, 1872.

MUSSET. — Un. méd., 1861, t. I, p. 402; id., t. IV, p. 179; id. 1859, t. III, p. 518

PAGET. — Clinique chirurgicale. Paris, 1877, p. 17.

PALLE. — Th. de Paris, 1867.

PARMENTIER et DEMARQUAY. — Un. méd., 1862, t. IV, p. 195.

PERONNE. — De l'alcoolisme dans ses rapports avec le traumatisme. Th. de Paris, 1870.

PERRIN. — Soc. de chir., 1870. Gaz. des hôp., p. 63-70.

PETER. — Clin. méd. Paris, 1878, t. II, p. 759.

PEYROT (Isidore). — Th. de Paris, 1878.

POTAIN. — Soc. anat., 1863, p. 65.

RAYNAUD (Maurice). — Gangrène. Dict. Jaccoud, t. XV, p. 592.

RICHER. — Soc. anat., 1877, p. 488.

SEEGEN. — Ach. fur. Path. anat. Ven Virchow, 1861, p. 218.

TRÉLAT. — Anthrax. Dict. Dechambre, t. V, 1866, p. 260 et suiv.

TROISIER. — Soc. anat., 1871, p. 231.

VERNEUIL. — Congrès médical international de Paris, 1867. — Bull. de la Soc. de chir., 1866, p. 465, 1867, 1869, 1878. — Acad. de méd., 13 décembre 1870 et Un. méd., 1871 (Du pronostic des lésions traumatiques et des opérations chirurgicales chez les alcooliques). — Sur une série de 27 grandes amputations. Gaz. hebd., 1878. — Gaz. hebd., 1869. — Des blessures chez les alcoolo-diabétiques. Gaz. hebd., 1877, p. 664.

VULPIAN et PHILIPPEAUX. — Gaz. hebd., 1861, p. 782.

WAGNER. — Archives fur Pathologische anatomie, 1857, t. XII, p. 401.

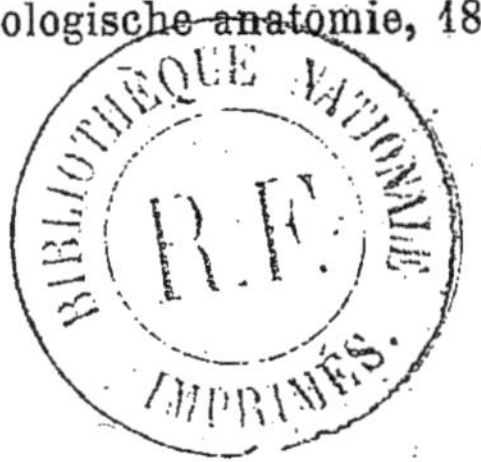

www.ingramcontent.com/pod-product-compliance
Ingram Content Group UK Ltd.
Pitfield, Milton Keynes, MK11 3LW, UK
UKHW021156220726
13924UKWH00003B/1148

CONSEILS AUX VITICULTEURS

RELATIVEMENT

A LA RECONSTITUTION DES VIGNOBLES

PAR LES VIGNES AMÉRICAINES

RÉDIGÉS SUR LA DEMANDE DU CONSEIL GÉNÉRAL DE L'HÉRAULT

SOUS LA DIRECTION DE

GUSTAVE FOËX

DIRECTEUR ET PROFESSEUR DE VITICULTURE

PREMIER FASCICULE

MONTPELLIER

CHEZ TOUS LES LIBRAIRES

1883

MONTPELLIER

TYPOGRAPHIE ET LITHOGRAPHIE BOEHM ET FILS.

10, Rue d'Alger, 10.

INTRODUCTION

Le Conseil Général de l'Hérault, soucieux des intérêts viticoles du Département, a pensé qu'il serait utile de seconder le mouvement qui s'y produit vers la Reconstitution du Vignoble par les Vignes américaines, en faisant publier les indications que l'expérience a fournies relativement : au choix des cépages, aux plantations, à la culture des Vignes américaines, et enfin aux diverses maladies qui peuvent les atteindre. Ce sont ces indications, rédigées sous forme de *Conseils aux Viticulteurs*, dont nous commençons actuellement la publication ; elles sont le résultat des expériences faites à l'École d'Agriculture de Montpellier et de celles, plus nombreuses encore, qui ont été fournies à cet Établissement par les viticulteurs eux-mêmes.

Les plantations de Vignes américaines se sont promptement étendues depuis quelques années dans notre département. Elles y occupaient :

En 1880 . . . . 2,624 hectares.
1881 . . . . 5,162 —
1882 . . . . 10,918 —

Elles ont été jusqu'ici en doublant de surface d'année en année, ainsi que le montrent les chiffres que nous venons de donner, mais le mouvement semble ne pas suivre la même progression cet hiver ; ce ralentissement est dû aux conditions climatériques de l'année : la sécheresse, très prolongée, a d'abord empêché les défoncements de se faire dans un grand nombre de terres ;

actuellement, les pluies très abondantes qui lui ont succédé, viennent enlever les dernières chances sur lesquelles on pouvait compter pour préparer le sol assez à temps. Ces difficultés se sont traduites par un abaissement notable dans les prix des Plants américains, qui avaient débuté à des cours assez élevés ; les cultivateurs qui n'ont pu planter cette année feront bien de profiter de ces circonstances pour mettre le plus possible en pépinière, en vue de l'année prochaine.

Quant à ceux auxquels les circonstances ont été moins défavorables, ils auront intérêt à étendre le plus qu'ils pourront leurs plantations, et c'est surtout à eux que s'adressent les Conseils que nous publions cette année.

G. F.

ÉCOLE NATIONALE D'AGRICULTURE DE MONTPELLIER

CONSEILS AUX VITICULTEURS

RELATIVEMENT

A LA RECONSTITUTION DES VIGNOBLES

PAR LES VIGNES AMÉRICAINES

CHOIX DES CÉPAGES

Des insinuations intéressées ou les conséquences trop générales qui ont été tirées de certains faits particuliers et mal interprétés, ont jeté des doutes dans l'esprit d'un grand nombre de Viticulteurs sur le compte de divers cépages américains ; aussi nous a-t-il semblé utile de faire un examen sérieux de la valeur des principaux d'entre eux, dans les conditions où ils peuvent être utilisés chez nous.

Les vignes américaines sont employées, comme on le sait, soit à la production directe du vin, soit à servir de porte-greffes pour nos cépages français. Parmi les producteurs directs, le *Jacquez* est le seul qui offre un intérêt véritablement important pour notre département : en effet, d'une manière générale, aucune vigne américaine n'est susceptible de fournir des rendements aussi élevés que nos anciennes variétés du pays, et ce n'est que grâce à la valeur commerciale du vin de ce cépage que l'on a intérêt à le cultiver. L'*Othello*, le *Triumph*, le *Black defiance* [1], qui ont été beaucoup vantés ces derniers temps, fournissent sans doute plus de vin que le *Jacquez* ; mais, outre que leur résistance suffisante à l'action du Phylloxera n'est pas bien prouvée encore, ils donnent moins de vin que l'*Aramon* et le *Petit-Bouschet*, et ce vin est d'une qualité commerciale inférieure à celui de ces cépages, qu'il est, par suite, préférable de conserver par la greffe. Nous devons donc examiner avec un soin particulier ce qui est relatif à l'utilisation possible du *Jacquez* et aux conditions convenables à sa culture.

Quelques faits isolés de dépérissement du *Jacquez* ont produit une impression défavorable, et un certain nombre de personnes se sont mises à le considérer à tort comme non résistant aux attaques du Phylloxera. Ces faits, examinés attentivement, ont toujours montré des causes de dépérissement tout autres que l'insecte. Dans certains cas, il y a eu une diminution très marquée dans la végétation, due à l'*Anthracnose* ; d'autres fois, la plante a souffert de l'invasion du *Peronospora* de la vigne, ou bien elle a été atteinte par le *Pourridié* ; quelquefois enfin les racines, après avoir traversé une couche supérieure qui leur convenait, ont pénétré en dernier lieu dans un milieu crayeux ou tuffeux, où elles n'ont plus rencontré les conditions nécessaires à l'existence de la plante. On peut donc maintenir ce qui a été dit précédemment de la résistance très réelle du *Jacquez* au Phylloxera. Mais, de ce que le *Jacquez* est résistant, on ne saurait conclure que l'on a intérêt à le cultiver partout où il est susceptible de vivre ; malgré la valeur commerciale élevée de son vin, on ne peut le considérer comme suffisamment productif que dans les terres fraîches, riches et profondes, où son fruit est plus juteux et plus gros, et où par conséquent son rendement en vin est assez élevé. Dans ces dernières conditions, on peut le planter sans crainte sur une assez grande échelle, afin de profiter des prix de vente actuellement très rémunérateurs de son vin ; mais, on ne

---

[1] Voir pag. 16, les monographies de ces divers cépages.

saurait l'oublier, ces prix ne se maintiendront vraisemblablement pas indéfiniment dans l'avenir : en effet, le vin de *Jacquez* est un vin de coupage qui ne saurait être bu seul, et dont par conséquent le commerce ne peut acheter que des quantités limitées. On sera amené alors à en greffer une grande partie avec nos cépages français, auxquels il s'adapte du reste fort bien, et à n'en garder pour la production directe que la quantité nécessaire pour colorer nos *Aramons* greffés, qui conserveront toujours le premier rang par suite de l'abondance de leurs produits.

En ce qui concerne les porte-greffes, le choix est plus étendu ; ceux qui jouissent de la plus grande faveur dans notre département sont : les V. RIPARIA *sauvages*, le *Solonis*, l'*York Madeira* et le V. RUPESTRIS ; certains autres, tels que le *Clinton* et le *Taylor*, qui ont d'abord été les plus vantés, ont été ensuite abandonnés d'une manière presque générale, malgré leur résistance suffisante, à cause du petit nombre des sols dans lesquels ils réussissent. Les plus répandus parmi ceux que nous avons cités en premier lieu sont les V. RIPARIA *sauvages*. Ils sont remarquables en effet par la facilité avec laquelle ils prospèrent presque partout, par leur grande résistance au Phylloxera, par leur vigueur, et enfin par la manière dont ils nourrissent la greffe de nos vignes du pays. Pourtant, un certain nombre d'insuccès dus à l'*Anthracnose* au *Pourridié* ou à la nature du sol crayeux, tuffeux, ou trop humide, ont effrayé quelques viticulteurs, qui en sont venus à douter de leur résistance ; mais l'examen attentif des faits permet de conserver la plus grande confiance en eux à ce point de vue. Nous croyons qu'on devra les employer de préférence dans tous les sols, sauf ceux qui sont trop humides, trop secs, ou crayeux, ou tuffeux.

Le *Solonis* constitue également un très bon porte-greffe, vigoureux et résistant ; il prospère dans des terres riches et un peu humides, et vit dans les sols crayeux ou tuffeux, où l'on peut le considérer comme extrêmement précieux, puisque seul il peut y subsister.

L'*York Madeira* réussit partout, sauf dans les sols trop humides ; malheureusement, bien que très résistant au Phylloxera, il est peu vigoureux et ne donne que lentement un développement suffisant à nos cépages ; ce n'est que dans les terres calcaires, caillouteuses et sèches où les Riparia sauvages ne réussissent pas bien, que l'on a intérêt à le cultiver ; et encore faut-il lui préférer dans ces conditions le V. Rupestris.

Le V. Rupestris peut être considéré comme une des acquisitions les plus précieuses qui ont été faites récemment : il possède en effet, tout à la fois, une très grande résistance au Phylloxera, la possibilité de vivre comme l'*York Madeira* dans les terrains pauvres et secs, et enfin la propriété de porter mieux que ce dernier la greffe de nos vignes du pays. Un grand avenir lui est probablement réservé dans la partie sèche et aride de notre département.

Ainsi, nous pouvons résumer ce que nous venons d'exposer précédemment comme il suit : Planter dans les meilleurs terrains une certaine quantité de *Jacquez* pour faire actuellement des vins de coupage et pour en mélanger plus tard les produits à la cuve avec nos vins d'*Aramon*, pour leur donner la couleur et l'alcool qui leur manquent ; dans les terrains plutôt humides et riches, le *Solonis*, pour le greffer avec l'*Aramon* ou le *Petit-Bouschet* ; dans les sols d'une constitution moyenne, le *Riparia*, sur lequel on pourra placer tous nos anciens cépages ; dans les terrains secs et caillouteux, l'*York Madeira* ou mieux le V. Rupestris, que l'on greffera avec les types appropriés à ces conditions ; enfin, dans les terrains crayeux ou tuffeux, le *Solonis*.

DE LA MEILLEURE ÉPOQUE POUR EFFECTUER LES PLANTATIONS

Les plantations de vigne peuvent au besoin se faire pendant toute la période de repos de la végétation ; néanmoins, il est des moments plus particulièrement convenables pour exécuter cette opération, et il est intéressant de bien connaître ceux que l'on doit préférer en diverses circonstances. L'époque de la plantation peut varier suivant la nature du sol et suivant que l'on emploie des boutures ou des plants enracinés. Les plantations dans les terres légères, caillouteuses et riches, doivent être faites plus hâtivement que celles que l'on effectue dans des sols argileux, compactes et humides. Dans les premières en effet, qui s'échauffent facilement sous l'influence du moindre rayon de soleil, le travail de première évolution des racines peut commencer pendant une partie de l'hiver, favorisé par la quantité d'eau suffisante, mais non excessive, qu'elles retiennent dans cette saison ; dans les derniers au contraire, l'humidité règne en excès pendant l'hiver, la température ne s'y élève pas suffisamment pour qu'il s'y produise un travail de végétation quelconque, et les tissus des boutures ou ceux des racines des plants enracinés s'y altèrent facilement.

On pensait autrefois, dans le Midi, que les boutures les plus tôt plantées étaient celles qui réussissaient le mieux, sauf le cas des terres exceptionnellement humides, et, en effet, on cherchait dans une plantation hâtive ce travail de préparation que l'on demande aujourd'hui à la stratification; mais on ne l'obtenait qu'en faisant courir au sarment les chances d'altération qui résultent quelquefois de l'humidité excessive du sol pendant l'hiver et de l'action des gelées. Il est évidemment préférable de stratifier les boutures dans le sable et de les planter relativement tard, au moment seulement où la température est suffisamment élevée pour déterminer une prompte entrée en végétation.

C'est vers la fin de mars ou le commencement d'avril, dans notre département, que ces conditions semblent se réaliser généralement le mieux. Quant aux plants enracinés, à moins qu'on n'ait à les mettre dans des sols froids et humides, il est bon de les planter avant la fin de l'hiver, afin que le tassement des terres qui ont servi à combler les trous puisse s'opérer avant leur entrée en végétation. Au reste, l'époque à choisir dépend, comme nous l'avons vu précédemment, dans une certaine mesure, de la nature du sol ; les terres légères et chaudes devront toujours être plantées avant celles qui sont froides et humides.

TAILLE ET CONSERVATION DES BOUTURES

La récolte des boutures ne doit se faire que lorsque l'aoûtement est complet, c'est-à-dire lorsque les sarments sont *mûrs*. Généralement, ce moment est arrivé lorsque les extrémités encore vertes se désarticulent et tombent sous l'influence des premiers froids. Elle peut s'effectuer pendant toute la durée du repos de la végétation. Si l'on n'avait à se préoccuper que des chances de bonne conservation pour la vitalité des boutures, il vaudrait mieux ne les tailler qu'au moment de les planter; mais les vols nombreux qui se commettent empêchent de laisser les sarments sur la souche plus longtemps qu'il n'est rigoureusement nécessaire de le faire. Il faut donc aviser aux moyens de les garder sans qu'elles s'altèrent, jusqu'à ce que l'on puisse les mettre en place. Le mieux pour cela est de les attacher par petites bottes de cent, que l'on enterre dans du sable fin presque sec; le tas de sable doit être lui-même établi dans un cellier ou dans tout autre local analogue. Les boutures doivent, pour ne pas souffrir, être placées de telle sorte : 1° qu'elles ne perdent ni ne gagnent de l'humidité ; 2° qu'elles ne subissent pas un froid suffisant pour les geler, ni une chaleur capable de les faire entrer en végétation.

La conservation dans l'eau, qui est suffisante lorsqu'il ne s'agit que de quelques jours, devient dangereuse lorsqu'elle se prolonge, parce qu'elle épuise les boutures et les rend très accessibles à la dessiccation lorsqu'on les en sort. Il est dans tous les cas utile, lorsqu'on transporte aux champs les boutures pour les planter, de les préserver contre l'action trop violente du soleil ou des vents desséchants.

PRÉPARATION DU SOL POUR LES PLANTATIONS

1° Défoncement.

Le sol destiné aux plantations de vignes américaines doit être préparé avec un soin tout particulier. Il résulte en effet, de quelques faits qui ont été observés à propos de l'adaptation au sol des divers cépages, que l'obstacle le plus à redouter est l'humidité excessive en hiver et le refroidissement du sol qui en résulte d'une part, et de l'autre la perte d'eau trop considérable pendant les sécheresses d'été. Or, rien ne peut combattre plus efficacement ces deux inconvénients que les défoncements profonds et bien faits. En effet, si l'eau en excès s'égoutte facilement entre les interstices du sol bien divisé, elle y persiste aussi plus longtemps dans ces conditions. Enfin les racines peuvent pénétrer plus profondément et mieux échapper à l'action de la sécheresse dans les terres profondément labourées.

A. *Profondeur du défoncement.* — Le défoncement préalable du sol s'impose donc d'une manière à peu près générale et qui n'admet que de très rares exceptions. La profondeur de cette opération varie nécessairement suivant la nature du sol où doit avoir lieu la plantation. Lorsque l'on a affaire à des terres sèches et arides, il est nécessaire de descendre plus bas que dans les terres fraîches et fertiles ; tandis que dans les premières on est amené à remuer une couche de $0^m,60$ et plus, dans les autres un labour de $0^m,40$ ou $0^m,45$ suffit souvent. Cependant, lorsque la couche arable repose en faible épaisseur sur un lit de roches calcaires, fendillées et perméables, on n'a pas intérêt à attaquer ce dernier, dans lequel les racines de vigne peuvent pénétrer et se maintenir à l'abri de la sécheresse.

Les défoncements doivent être particulièrement profonds lorsqu'il s'agit, comme c'est le cas le plus souvent pour les vignes américaines, de replanter immédiatement sur vigne arrachée ; il faut alors, autant que possible, dépasser le labour qui a servi à établir la plantation précédente. On pénètre souvent, dans ces conditions, jusqu'à 0^m,75, ou 0^m,80.

B. *Époque à laquelle les défoncements doivent être effectués.* — L'époque la plus favorable pour l'exécution des défoncements semble être la fin de l'automne et le commencement de l'hiver : les terres n'ont plus alors la dureté que leur communiquent souvent les sécheresses de l'été. La morte-saison, qui commence, laisse les bras et les attelages disponibles ; de plus, le sol, remué à ce moment, peut se déliter pendant tout l'hiver sous l'influence des gels et des dégels, et s'aérer par suite d'une manière très parfaite ; il subit enfin, avant la plantation, un premier tassement qui pourrait être nuisible s'il se produisait pendant le premier développement des jeunes plants. Tout donc porte à adopter cette époque de préférence aux autres.

2° Fumure.

Sauf le cas où le sol destiné au vignoble est exceptionnellement riche, on doit le fumer avant la plantation. Cette précaution est surtout nécessaire lorsque l'on remplace une ancienne vigne ; il faut alors restituer à la terre tous les matériaux : *azote, acide phosphorique* et *potasse*, qui lui ont été enlevés précédemment par la végétation. Les vignes américaines, surtout celles qui sont sujettes à la chlorose, semblent plus avides peut-être encore que les autres de ces matières. Dans le cas où l'on établit une plantation de ces cépages à la place que vient d'occuper une vigne du pays et dans des terres de moyenne fertilité, on doit y appliquer environ 60,000 à 70,000 kilos de fumier par hectare ou leur équivalent. On doit rechercher, pour la fumure donnée à la création du vignoble, des engrais d'une décomposition plutôt lente, par conséquent susceptibles d'attendre le développement des racines, des plants, et de fournir pendant longtemps aux vignes les éléments nécessaires à leur végé-

-tation. La *cornaille*, les débris de *vieux cuirs*, les *marcs de colle forte secs*, les *roseaux*, les *rameaux de buis*, de *cistes*, de *lentisques*, ou autres matières analogues, sont utilement employés dans ce cas. Les engrais de cette nature offrent, en outre, l'avantage de ne pas pousser d'une manière trop active la végétation des jeunes plantiers, généralement trop exubérante par elle-même.

Les matières fertilisantes doivent être réparties dans la plus grande partie de l'épaisseur de la couche labourée, sans pourtant en atteindre le fond, vers lequel les eaux entraînent toujours suffisamment les éléments solubles qu'ils renferment.

PLANTATION [1]

1° Forme à donner à la plantation.

On peut considérer comme un fait généralement admis que les plantations à *plein*, c'est-à-dire recouvrant complètement la surface du sol qui leur est consacrée, sont les seules compatibles avec l'état actuel de notre viticulture méridionale ; celles avec cultures intercalaires ne peuvent avoir le caractère intensif qu'elles tendent à prendre de plus en plus. Mais la plantation à *plein* se prête elle-même à des dispositions diverses dont il importe de discuter la valeur mutuelle; ce sont: 1° la plantation en lignes 2° celle en carré; 3° celle en quinconce.

La plantation en ligne est celle dans laquelle les pieds sont plus rapprochés dans les lignes que les lignes ne le sont elles-mêmes entre elles.

Cette disposition n'est pas très favorable à la bonne venue et à l'abondante fructification des vignes ; leur développement se ralentit notablement lorsque les racines arrivent au contact de celles des souches voisines, ce qui se produit par suite de leur

[1] La plus grande partie de ce chapitre est extraite du *Manuel pratique de Viticulture*, 2e édit., par Gustave Foëx. Montpellier, Coulet, libr.-éditeur, 1882.

mode de répartition dans les lignes, bien avant qu'elles aient occupé toute la surface qui leur est réservée. Des expériences dues à M. H. Marès ont démontré que le rendement, dans ces conditions, était inférieur de 1/5 à celui que l'on peut obtenir avec une plantation en carré, dans laquelle chaque souche occupe la même surface. Mais si cette disposition est moins avantageuse que les autres à ce point de vue, elle présente sur elles l'avantage de permettre l'exécution des labours par les attelages pendant tout le temps de la végétation, même dans les vignes à port étalé, ce qui entraîne une importante économie de main-d'œuvre.

La plantation en carré est préférable à la précédente, ainsi que nous venons de le voir, quant à la production tout au moins ; de plus, elle rend possibles des labours croisés dans deux directions perpendiculaires, avec des intervalles suffisants ; enfin, lorsqu'une souche vient à manquer, le remplacement peut se faire avec une égale facilité par le provignage d'un sarment choisi sur l'un des quatre pieds voisins.

La disposition en quinconce est celle où les souches, considérées par groupes de trois, occupent les angles d'un triangle équilatéral, et par groupe de quatre ceux d'un losange ; elle possède à un plus haut degré les divers avantages que nous avons trouvés inhérents à la plantation en carré ; elle permet de croiser les labours dans trois directions, de remplacer les ceps manquants en provignant un sarment que l'on peut choisir parmi ceux des six souches environnantes ; elle renferme enfin, dans une surface donnée, un plus grand nombre de pieds de vigne que la disposition en carré, tout en laissant à chacun un cercle de même dimension pour le développement de ses racines; d'où augmentation de la quantité de produits récoltés. Le seul inconvénient de ce système, c'est qu'il entraîne promptement le recouvrement du sol par les sarments et, par suite, la cessation des façons avec les instruments attelés, lorsque l'on a affaire à des variétés à rameaux étalés.

En résumé, ainsi qu'on peut en juger par ce qui précède, on

aura intérêt, toutes les fois que l'on plantera des cépages à port érigé, à les disposer en quinconce ou en carré ; lorsque au contraire il s'agira de variétés à sarments traînants, il faudra, avant d'adopter ces systèmes, s'assurer si l'on aura la quantité de main-d'œuvre nécessaire pour donner les cultures d'été à bras, et si l'excédant des frais qu'impliqueront les opérations ainsi exécutées ne dépassera pas la plus-value de production qu'ils peuvent fournir sur la plantation en ligne.

2° Écartement à laisser entre les ceps.

La question ne peut être posée que pour les producteurs directs, les porte-greffes une fois greffés rentrant sensiblement dans les conditions des anciens cépages qu'ils sont appelés à nourrir, et devant par conséquent s'établir aux écartements que l'expérience a fait adopter dans le pays. Quant aux premiers, il paraît utile de les placer à une distance un peu plus grande que celle habituellement usitée pour nos variétés indigènes, à cause de la vigueur plus considérable de leur végétation et de leur port généralement très étalé ; mais une augmentation de un sixième dans l'espacement laissé en tous sens entre les pieds peut être considérée comme suffisante ($1^m,75$ par exemple au lieu de $1^m,50$).

3° Groupement des variétés.

Le système de la plantation par groupes séparés des diverses variétés de vignes est aujourd'hui à peu près généralement admis et doit être considéré comme infiniment préférable à celui du mélange des cépages. On obtient, par son application, plus de régularité dans les vignobles dont les souches ont sensiblement la même vigueur et ne peuvent vivre par conséquent les unes au détriment des autres ; la maturation des fruits est également plus uniforme ; enfin tous les pieds ont le même port et peuvent par conséquent être soumis aux mêmes procédés de culture.

L'OTHELLO

L'*Othello* (hybride d'Arnold, n° 1), qui a été beaucoup vanté cette année, a été obtenu du croisement d'une vigne du Canada improprement appelée *Clinton* avec le *Black-Hambourg* (variété du *Frankental*).

On peut donner de ce cépage la description suivante : SOUCHE vigoureuse, à port semi-érigé; *sarments* d'une longueur moyenne, un peu grêles, assez luisants et un peu rugueux, d'une couleur jaune brun à l'aoûtement, plus foncée sur les nœuds et les parties exposées à la lumière ; à *mérithalles* allongés, grossièrement striés, à *nœuds* peu apparents, non aplatis et un peu pruineux ; *vrilles* discontinues. BOURGEONS recouverts d'un très léger duvet roux clair, qui tombe de très bonne heure ; ils deviennent blanchâtres en s'ouvrant et montrent des grappes de fleurs enveloppées d'un léger duvet floconneux blanc, carminées à leur extrémité, comprises dans de jeunes feuilles plus longues qui s'étalent peu à peu et assez vite ; ces *jeunes feuilles* sont nettement trilobées, parfois quinquilobées, blanches à leur face inférieure avec des points rose carmin isolés sur le pourtour ; la face supérieure est recouverte d'un duvet floconneux qui tombe bien vite ; elles ont des dents profondes surmontées de glandes vertes proéminentes et tranchant par leur couleur sur la teinte de la face inférieure. FEUILLES adultes grandes, trilobées, à sinus pétiolaire fermé ; les bords des deux lobes se superposent ; à deux séries de dents assez aiguës ; *face supérieure*, vert foncé terne ; *face inférieure*, vert blanchâtre, avec duvet floconneux blanc, disposé par petites touffes sur les nervures et sous-nervures. *Pétiole* robuste assez court et formant un angle obtus avec le plan du limbe de la feuille.

FLEURS grosses, cylindro-coniques, aplaties et mamelonées à leur sommet, qui est parfois enviné ; les angles sont détachés et les pétales gondolés sur leur surface ; fleurs non odorantes, filets blancs, très grêles ; cercéoles du disque très détachées et d'un jaune clair ; le style est long et porte un disque très étalé, souvent nettement bifide. GRAPPE moyenne ou sus-moyenne, cylindrique, souvent ailée et à un lobe long ; pédoncule gros, court, vert sale, dur et renflé à l'insertion ; pédicelles assez longs, de grosseur moyenne, recouverts de nombreuses petites verrues, à bourrelet peu marqué ; les baies s'en détachent facilement et laissent un petit *pinceau* enviné de rouge clair. — GRAINS lâches sus-moyens ou presque gros, d'un volume assez régulier, sub-sphériques et un peu allongés, rétrécis insensiblement à leur insertion avec pruine très abondante, d'un noir violet foncé, peu colorés à leur intérieur ; *stigmate* persistant, peu marqué, le plus souvent excentrique ; grain ferme à *peau* assez fine, coriace et un peu acerbe, à pulpe charnue peu fondante, à jus coloré en rouge clair et d'une saveur un peu foxée, baie renfermant une ou deux graines. — CÉPAGE fertile.

L'*Othello* est doué d'une certaine résistance au Phylloxera (bien qu'il ne puisse être classé à cet égard parmi les plus réfractaires) ; mais son vin est trop acide, et par suite impropre à remplacer celui de nos bonnes variétés de l'Hérault, qui, du reste, produisent beaucoup plus que lui. Nous pensons donc qu'on lui préférera toujours, soit le *Jacquez*, dont le vin a une valeur commerciale considérable, soit nos anciens cépages, greffés sur des porte-greffes plus rustiques et plus sûrement résistants.

LE TRIUMPH

Le *Triumph*, qui a été proposé cette année aux viticulteurs français, est un hybride (hybride de Concord n° 6, de Campbell). On peut donner de son fruit la description suivante :

GRAPPE sur-moyenne ou grosse, cylindrique, allongée ; pédoncule assez long, fort, dur mais non ligneux, vert sale ; *pédicelles* courts, de grosseur moyenne, à bourrelet très aplati, ayant parfois des verrues très petites ; les baies s'en détachent très difficilement et laissent une partie de la peau adhérente et un petit pinceau non coloré. GRAINS un peu serrés, entremêlés de petits grains verts avortés, à volume irrégulier ; leur forme est presque cylindrique, la pruine à peine apparente ; couleur vert-clair, un peu dorée au soleil ; *stigmate* très peu marqué, faiblement excentrique ; raisin ferme, à peau peu élastique, peu épaisse, éclatant facilement, même en terrain sec; la plupart des grains à la maturité complète s'ouvrent sur un des côtés et sèchent ; *pulpe* assez fondante ; *jus* assez abondant, à saveur foxée très prononcée ; grain renfermant de deux à quatre graines. — CÉPAGE fertile. *Maturité* moyenne.

Ainsi qu'on peut s'en rendre compte par la lecture de ce qui précède, le *Triumph* a contre lui son fruit *blanc* et *foxé* ; il nous semble donc difficile d'en tirer pratiquement bon parti, malgré sa fertilité; de plus, sa résistance à l'action du Phylloxera et la possibilité de sa culture dans les divers milieux que nous pouvons lui offrir, ne sont pas encore suffisamment connus pour que l'on puisse se hasarder à le planter un peu en grand.

G. F.

NOTE

SUR

L'ANTHRACNOSE, LE MILDEW ET LE POURRIDIÉ

Les vignes d'origine américaine, tout comme nos cépages indigènes, sont attaquées par des parasites végétaux qui peuvent, dans certains milieux, arrêter leur développement et amener même leur dépérissement au bout d'une période plus ou moins longue. On avait jusqu'à ces derniers temps fait peu d'attention à certains de ces parasites : *anthracnose, mildew, pourridié*, et leur action est encore souvent confondue avec celle du Phylloxera, car leur effet général se manifeste à peu près de la même façon ; aussi a-t-on vu certains affaiblissements de vignes parfaitement résistantes : *Jacquez, Riparia, Solonis*, etc., attribués au Phylloxera, lorsqu'ils n'étaient que le résultat de l'un de ces parasites.

1° ANTHRACNOSE. — L'*anthracnose* ou *charbon* est connue depuis longtemps, et Dunal avait déjà signalé de graves dégâts causés par cette maladie dans les vignobles de Marseillan. Les formes sous lesquelles elle manifeste son action sont différentes, mais le résultat général est le même : le cep devient languissant, les feuilles jaunissent, certaines sèchent et tombent ; les sarments restent courts et ont de nombreuses ramifications qui donnent à la souche un aspect buissonnant ; les fleurs peuvent avorter, les fruits grossissent peu et mûrissent mal. L'année suivante, la cause continuant, le rabougrissement peut s'accentuer et le cep mourir. On voit que tous ces caractères ont beaucoup d'analogie avec ceux déterminés par le Phylloxera ; mais un pied attaqué par cet insecte, abandonné à lui-même, ne reprend jamais vie, tandis que bien souvent, surtout dans nos régions, un cep anthracnosé redevient vigoureux au bout de quelque temps.

Sur les jeunes rameaux d'un pied de *Jacquez* atteint d'anthracnose, on distingue de petites taches noires ou livides qui s'élargissent et s'étendent peu à peu en se creusant; la lésion prend une forme le plus souvent allongée, parfois irrégulière ; elle contourne le sarment, ou suit les côtes du mérithalle ou d'autres directions rayonnant grossièrement autour d'un centre commun. L'agrandissement des blessures cesse toujours avec l'aoûtement du bois, et il se forme alors autour de la plaie un bourrelet arrondi et proéminent ; c'est cette forme que Dunal a nommée *anthracnose maculée*. Les lésions sont parfois si nombreuses et si profondes que les sarments, grêles et tortueux, cassent au moindre coup de vent, à cet état, très rare dans notre département, les feuilles, vrilles et raisins peuvent être atteints ; le tissu des feuilles est percé de trous entourés d'une aréole noire ; les nervures et sous-nervures ont aussi des taches et la feuille est recoquillée ; les raisins sont crevassés et sèchent.

À côté de ces lésions profondes, à bords surélevés, certaines sont très peu creusées et généralement moins étendues ; on les retrouve sur les rameaux de *Jacquez* et de *Riparia*. Sur cette dernière variété, les taches sont beaucoup plus limitées, le plus souvent petites, circulaires ou peu allongées, disséminées sur le sarment, presque toujours entre les côtes du mérithalle; la surface du rameau est parfois criblée de ces ponctuations noires qui constituent l'*anthracnose ponctuée* ou *grandinée* de Dunal. Ces points peuvent s'agrandir et se souder, formant ainsi des taches continues, parfois longues, rarement déprimées; et quand elles sont nombreuses, ce qui a surtout lieu à la base des sarments, elles déterminent des raies et des excoriations légères ; on peut les constater sur les Riparia, Taylor, plus souvent sur le Solonis et surtout sur l'Alvey. L'anthracnose ponctuée se développe rarement sur les raisins et les feuilles ; plus fréquente sur les fleurs, elle peut en provoquer la coulure en forçant les pétales

à s'ouvrir en croix, par suite des arrêts inégaux de développement qu'elle détermine sur certaines de leurs parties.

Les taches allongées et striées de la base des rameaux d'Alvey
ressemblent un peu à celles que l'on retrouve sur la *Pauline*,
qui a presque constamment une forme d'anthracnose spéciale :
sur les nervures et sous-nervures, les taches brunâtres, étirées
et à pourtour sinueux, sont souvent réunies par leurs extrémités
et tracent un sillon qui parcourt parfois toute la nervure ; à
chaque lésion il y a arrêt de développement ; et comme ces lésions sont inégalement réparties et que le parenchyme continue
à croître, il s'ensuit un fort boursouflement irrégulier de la
feuille : c'est *l'anthracnose déformante*, ainsi nommée par
M. Planchon. Elle existe non-seulement sur les feuilles, mais sur
les vrilles et les rameaux, dont les extrémités sont criblées de ces
petites taches allongées, disposées en séries.

Les diverses formes, on le voit, sont le plus souvent séparées,
mais se trouvent parfois réunies, surtout la forme ponctuée à
points isolés ou taches continues et la maculée à dépressions
profondes ; on a retrouvé sur le même sarment (Malbeck, Riparia), parsemé de nombreux points noirs, des lésions à bourrelet
proéminant sur le centre déprimé, entremêlées de beaucoup de
taches allongées ; il semblait donc que ces formes avaient une
origine commune. Des expériences faites à l'École d'Agriculture de Montpellier, dans lesquelles, prenant ces diverses formes
et les inoculant dans les mêmes conditions, on a obtenu sur des
Riparia et des Jacquez l'anthracnose ponctuée, prouvent qu'elles
sont dues à une même cause, et ce fait de la reproduction des
altérations sur des milieux sains au moyen de fragments d'organes présentant extérieurement les formes de la maladie, prouve
bien que celle-ci a comme cause un parasite.

Ce parasite est encore imparfaitement connu ; on sait qu'il sévit
avec plus d'intensité dans les endroits frais et humides, comme
les plaines basses, les sols compactes, les terrains à sous-sol
imperméable, où l'eau reste le plus longtemps stagnante. L'eau
est en effet indispensable au développement et au transport des

germes ; en glissant sur les sarments, les gouttelettes les recueil-
lent, et dans leur chute les transportent sur des organes sains,
où ils se développeront ; ce fait explique la prédominance des
lésions à l'insertion des sarments où les fines gouttes d'eau sont
arrêtées.

Les effets des diverses formes d'anthracnose n'ont pas la
même gravité sur toutes les variétés de vignes : le Jacquez est,
de tous les cépages américains, le plus atteint par l'anthracnose
maculée, les Riparia et les Solonis par l'anthracnose ponctuée ;
celle-ci existe presque constamment par points isolés sur la
plupart des variétés, mais ce n'est que lorsque ces points se
multiplient beaucoup que le danger peut être sérieux. On sait
que parmi nos vignes indigènes, la Carignane, l'Œillade, le
Grenache, les Clairettes, le Calitor, etc., sont très sujets à l'anthracnose sous ses deux formes : ponctuée et maculée. Il est des
cépages qui n'ont que rarement cette maladie ou n'en subissent
que des atteintes insignifiantes : Cynthiana, Herbemont... Mais,
comme nous le disions plus haut, les effets, même les plus graves, ne sont souvent que passagers dans nos régions, et le cépage
recouvre sa vigueur l'année suivante.

On a tenté beaucoup de traitements directs contre l'anthracnose ; les résultats ont été le plus souvent insignifiants : —
un mélange de plâtre et de sulfate de fer (proposé par Mme Pon-
sot) dans les proportions de 1 de sulfate de fer pulvérulent
pour 4 de plâtre, dont on saupoudre les jeunes rameaux sur
lesquels on voit se développer des taches ou des points noirs, a
eu quelque action sur le parasite ; mais un procédé d'une efficacité
plus grande, quoique relative, est le suivant : il consiste à faire
d'abord un soufrage préventif ; il suffit pour cela d'avancer le
premier soufrage et de le donner lorsque les jeunes rameaux
ont 8 à 10 centim. ; si on voit ensuite apparaître les premiers
signes des lésions, on répète les soufrages de quinze en quinze
jours, en mélangeant avec le soufre des proportions de plus en
plus fortes de chaux énergique, bien pulvérisée (chaux grasse ;
chaux du Theil...) ; les proportions vont de 1/5 à 2/3 de chaux.

On pourra ainsi enrayer la marche de la maladie, mais non l'arrêter complètement. On aura soin de ne pas pénétrer dans les
vignes quand il y aura de la rosée, afin de ne pas disséminer les
gouttelettes d'eau qui propageraient le parasite. Enfin, à l'hiver,
on fera sur les souches anthracnosées un traitement préventif
pour l'année suivante, traitement qui a donné de bons résultats
dans beaucoup de vignobles : on badigeonne les souches et les
coursons, *en ayant bien soin de respecter les yeux*, avec une solution de sulfate de fer à 50 ou 40 %. « 2 à 3 kilog. dilués à chaud
dans 6 ou 8 litres d'eau suffiraient pour mille souches. » A la
taille, on supprimera autant que possible tous les bois atteints
de taches ou de lésions, et on évitera de s'en servir comme boutures, même des parties qui ne sont pas attaquées et qui sont
toujours mal aoûtées.

(A suivre.)

P. VIALA,
Répétiteur-Préparateur de Viticulture
à l'École Nationale d'Agriculture de Montpellier.

TABLE DES MATIÈRES

Pages.

Introduction 3
Choix des cépages 5
De la meilleure époque pour effectuer les plantations 8
Taille et conservation des boutures 10
Préparation du sol pour les plantations 11
   1° Défoncement 11
   2° Fumure 12
Plantation 13
   1° Forme à donner à la plantation 13
   2° Écartement à laisser entre les ceps 15
   3° Groupement des variétés 15
L'Othello 16
Le Triumph 17
Note sur l'Anthracnose, le Mildew et le Pourridié 19
   1° L'Anthracnose 19

Montpellier. — Typogr. Boehm et Fils.

9 782014 447231

EN FAMILLE

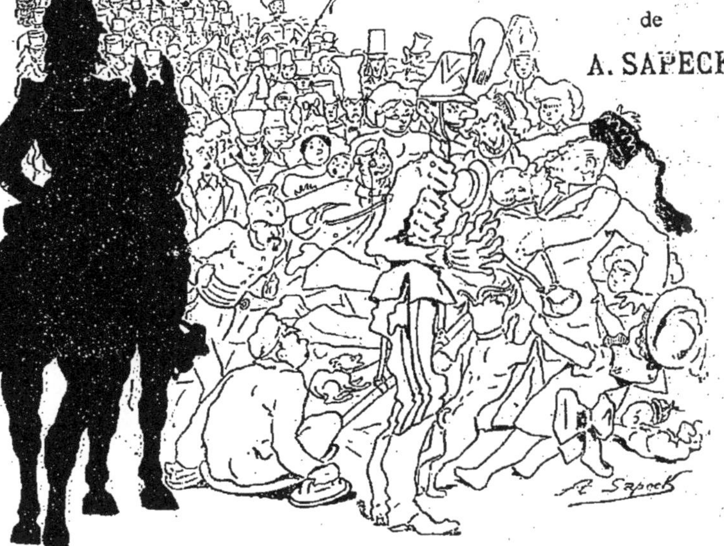

PARIS

PAUL OLLENDORFF, ÉDITEUR

28 *bis*, RUE DE RICHELIEU, 28 *bis*

—

1881

Tous droits réservés.